ママのおなかを
えらんだわけは…。

池川クリニック院長
池川 明 絵=高橋和枝

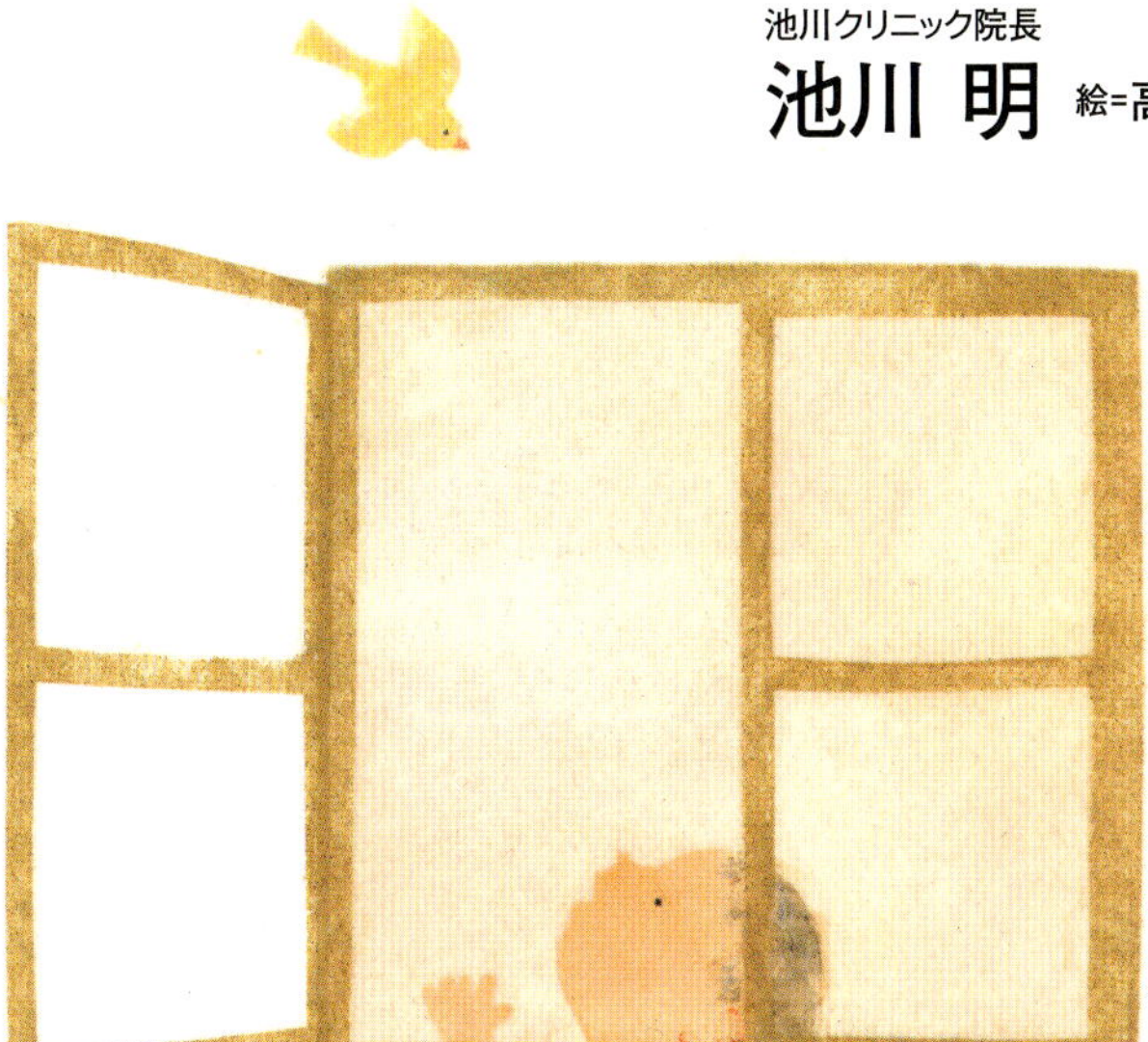

二見書房

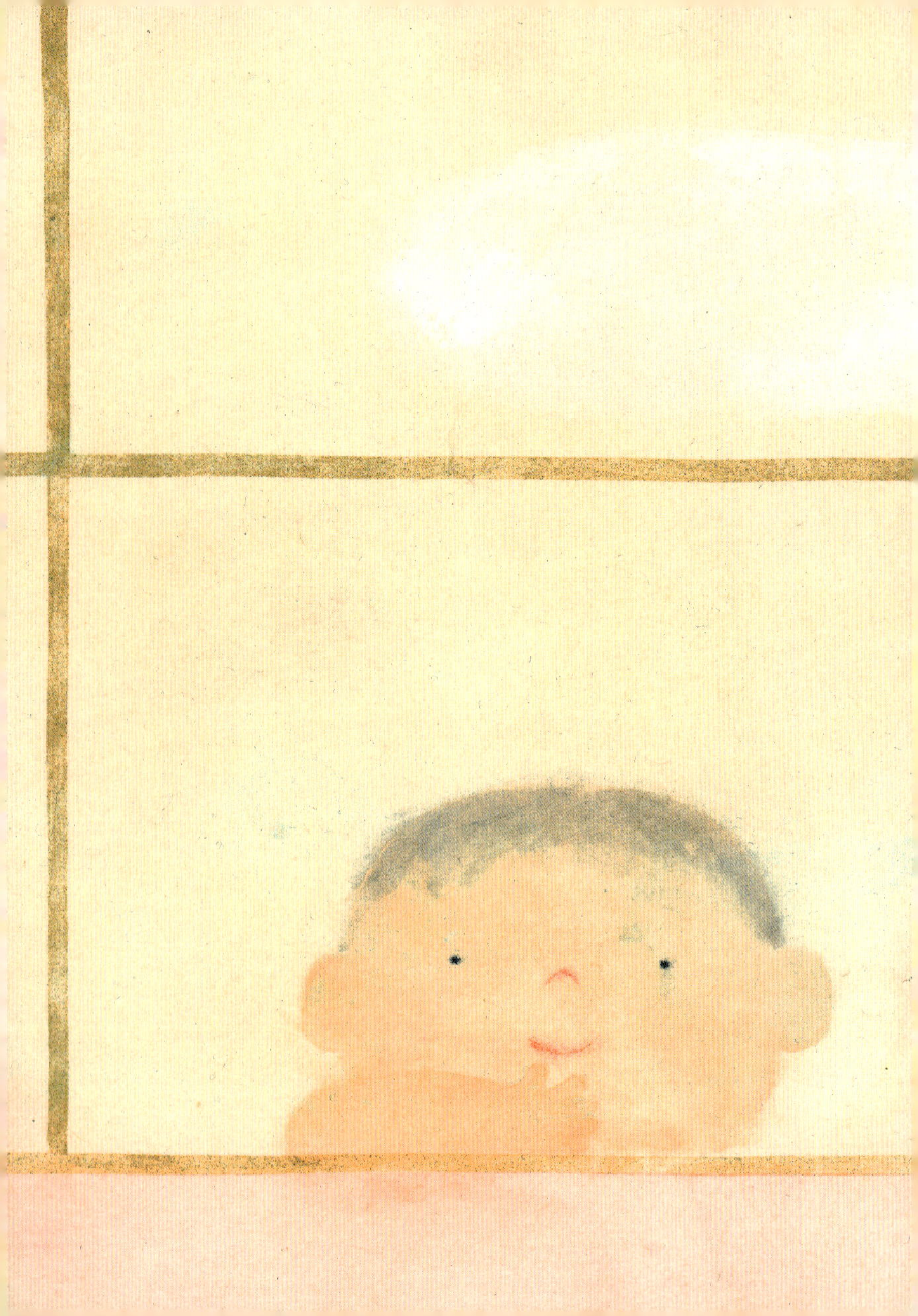

はじめに

胎内記憶の調査を始めてから、10年以上がたちました。著書を出版するたび、驚くほどの反響がありました。

感動的なおたよりとともに、たくさんの読者のかたが、お子さんやご自身の貴重なエピソードをお寄せくださいました。また、みなさんの声に励まされつつ、私も産科医としての実践を重ね、さらに気づきを深めることができました。

私が胎内記憶を調べるようになったきっかけは、赤ちゃんを意思も感情もある一人前の存在と見なすことで、よりよいお産や子育てのヒントが得られると感じたからでした。

子どもたちが語る「生まれる前の記憶」は、人はなぜ生まれるのか、幸せとは何かということまで、考えるヒントをくれました。そして、私はしだいに、人間は肉体だけの存在ではなく、その真の姿はたましいなのではないか

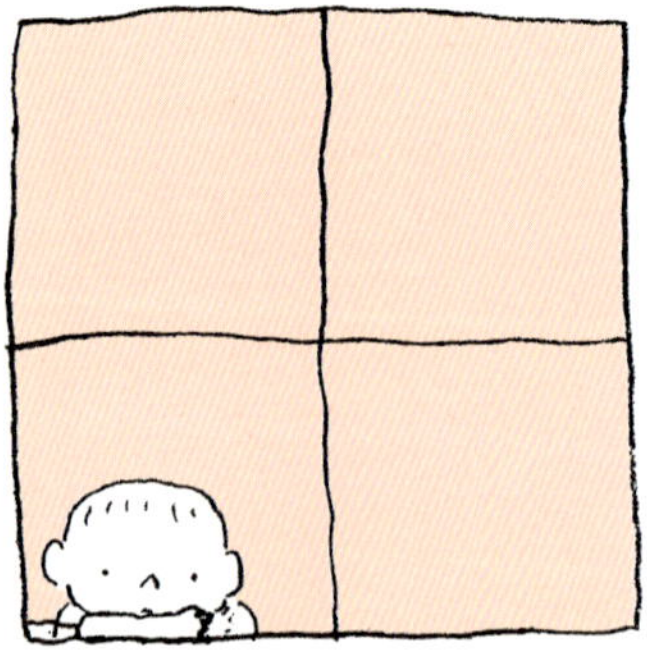

と思うようになったのです。

「生まれる前は光だった」「光のようなものがおへそから入ってきた日、妊娠した」「赤ちゃんが逝《い》ったあと、まわりで光がちらちらして、あの子が来てくれたと気づいた」などとおっしゃるかたは、少なくありません。

私たちは本来、光そのものであり、愛を実践するためにこそ、この世に生まれたように思います。そして赤ちゃんは、そんな私たちの真の姿を思い出させてくれるがゆえに、愛しい存在なのでしょう。


本書では、みなさんから寄せられたエピソードをご紹介しながら、これまでの歩みでわかってきたことのエッセンスをお伝えしていきます。

胎内記憶・誕生記憶にとどまらず、おなかに宿る前の記憶、障がいをもって生まれたお子さんの記憶、おなかの赤ちゃんとの対話、前世の記憶、さよならした赤ちゃんが教えてくれたことなどを含めて、命の神秘を感じてください。

赤ちゃんは「天国からの手紙」を携えて、自らの意思で生まれてきます。

ごいっしょに、赤ちゃんのメッセージを読んでみませんか。

ママのおなかをえらんだわけは…。／もくじ

＊年齢は記憶を話した当時のものです。
＊記憶の話の後にあるコメントは、6章を除いておかあさんのものです。

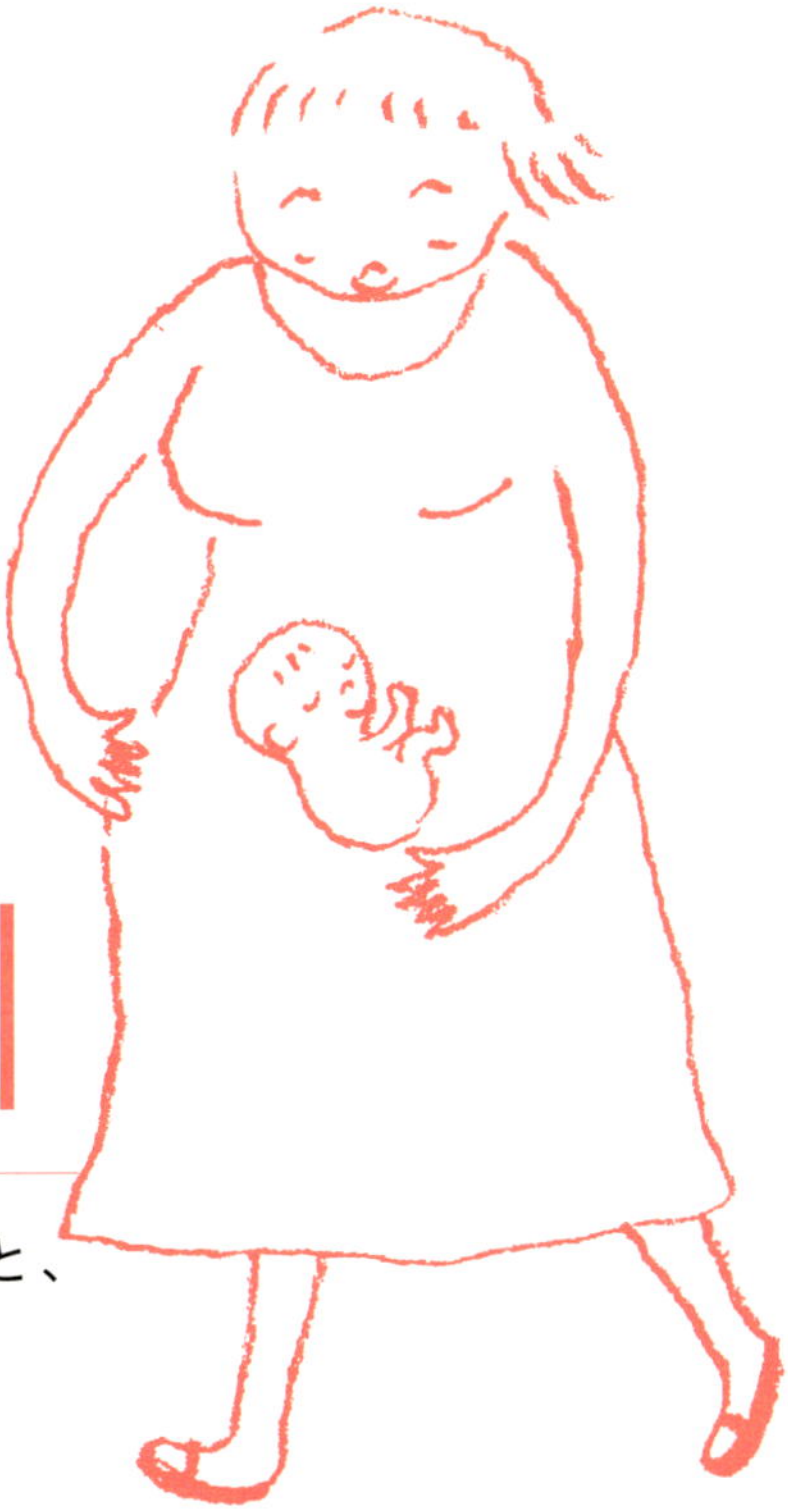

おなかにいたときのこと、
生まれるときのこと

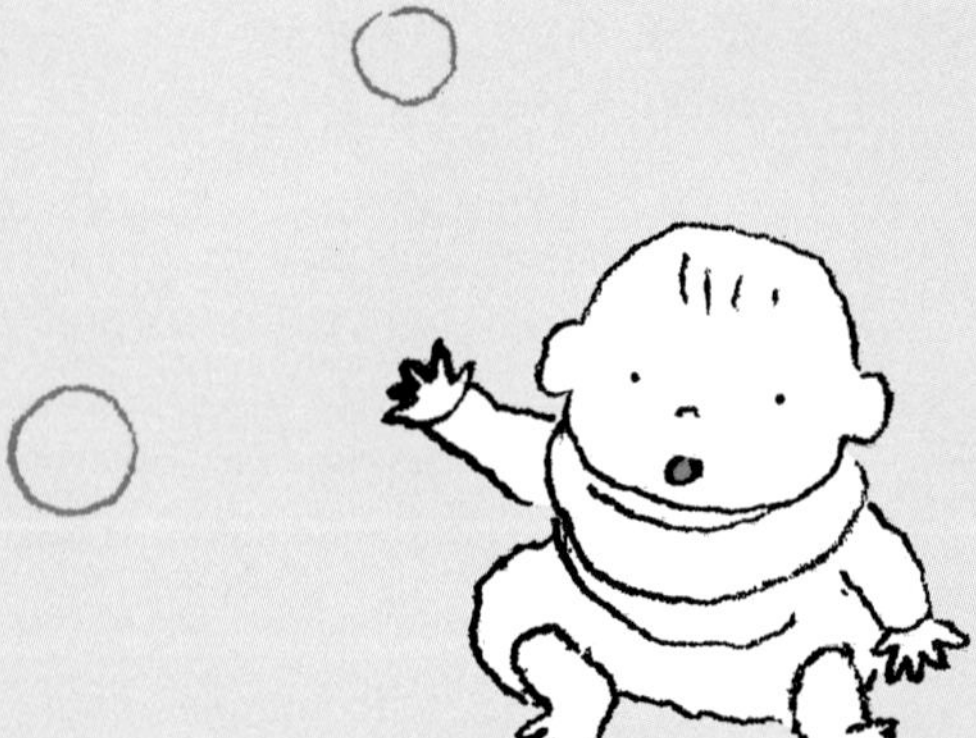

（あき、おかあさんのおなかにいたときのことおぼえてる？）
うん！
（何してた？）
あそんでた。
こうやって。
（おかあさん、なんか言ってた？）
「うるさいよ！」って言ってた。
おもちゃであそんでた。
大きいの！ ふたつ！

堀之内あきらちゃん（3歳8カ月頃）

「こうやって」のところで、手足をバタバタとさせました。「おもちゃであそんでた」と言ったときはいいかげんなことをと思いましたが、「大きいのふたつ」にはちょっとびっくりしました。私の子宮には大きい筋腫がふたつあり、そのことを言っているのかもしれないと思ったからです。

けいちゃん、ぎゅうぎゅう押したでしょう。
おしり。
知らないおばちゃんがぎゅうぎゅう押した。

けいちゃんはおなかの中で、
長ーい線路であそんでたんだよ。
赤ちゃんのとおるトンネルは、
赤みたいな、ピンク色だったの。
きらちゃん（妹）とは、おなかの中で会ったよ。
「けいちゃん先行くね」って言って、先に出てきたの。
おなかの中はプールみたいなおふろになってるの。
ちょっとさむかった。

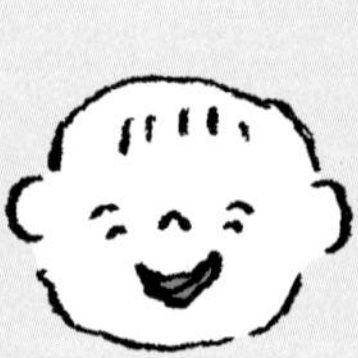

まだ生まれたくないのに生まれてきちゃった。
雲の上に小さな窓があって
そこからおかあさんのところにおりてくるんだけど、
まだ行きたいと思ってなかったのに、
うしろからだれかにつきとばされておりてきた。

高柳けいくん（3〜4歳）

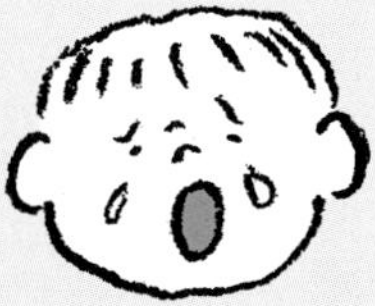

助産院でのお産でしたが、たしかに助産師さんがクリステラー（胎児圧出法）で押しました。3700グラムの大きな赤ちゃんで、出てくるまでに16時間かかりました。妹のお産に立ち会ったあとは、さらにいろいろなことを思い出したようで、たくさん話してくれました。

しのね、生まれたときはまぶしかったの。
ナイフで切られてこわかったの。

おなかの中では、
手も足もぺこんってかべにぶつかったの。
お顔もぺたってくっついたんだよ。
おなかの中では、ぽちゃんって海にしずんでたの。
お水はあったかくて、ちょっとしょっぱい。
ごくごく飲んだこともあるんだよ。

おなかの中ではひとりぼっちでさびしかった。
生まれてからもひとりぼっちでさびしかった。

近藤しのちゃん（3歳3カ月頃）

はじめて話してくれたのは、テレビで「新生児救命救急」の番組を見ていたときです。それ以来、寝る前などにポツポツと話してくれるようになりました。娘は帝王切開で生まれました。以前におなかの傷跡を見せて「ここから生まれたんだよ」と教えたことはありましたが、メスで切ったとは言っていないので驚きました。手術後は処置のためすぐに離され、抱っこはおろか顔も満足に見られず、きちんと向かいあえたのは翌日でした。その間、さびしかったんだと思います。

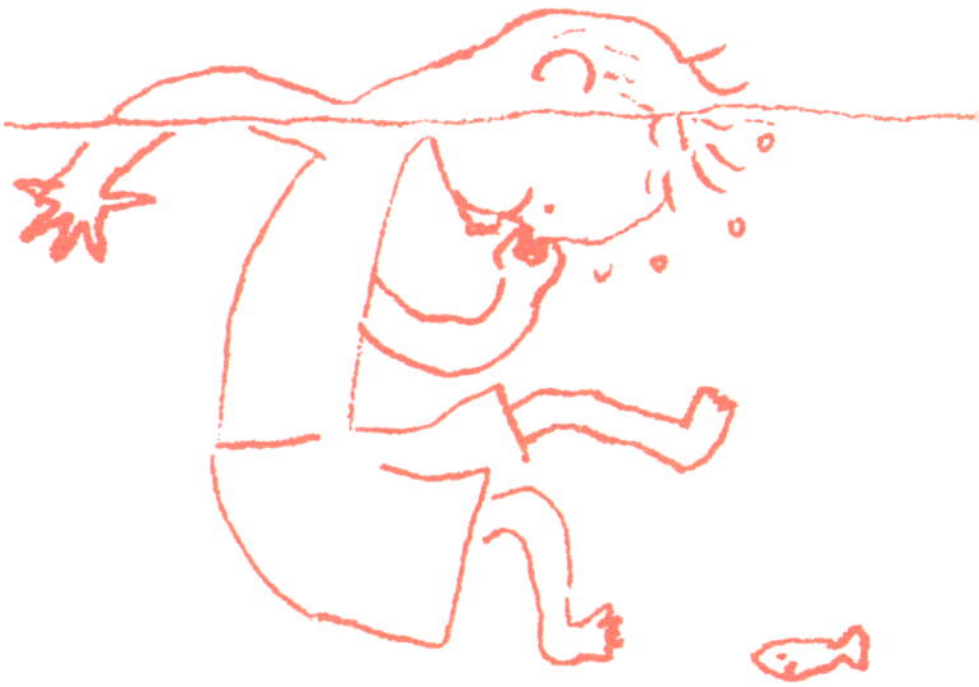

（はるくん、おなかの中どうだった？）
すずしかった！
せなかのほうがぬるぬるしてて冷たくて、
おなかのほうがあったかかった。
（暗かった？）
そりゃあ暗いわさ！　でも、下のほうに行くと明るくなったよ。
（生まれてきたときのこと、おぼえてる？）
おぼえてるよ。ここ（骨盤の下のほう）で1回とまったの。
1回とまって、1回バックして、
こうやって頭をくるっとして生まれたよ。
頭は細長いから時間がかかるの。
頭はここ（骨盤のあたり）でつかえるの。
いたくなかったよ。

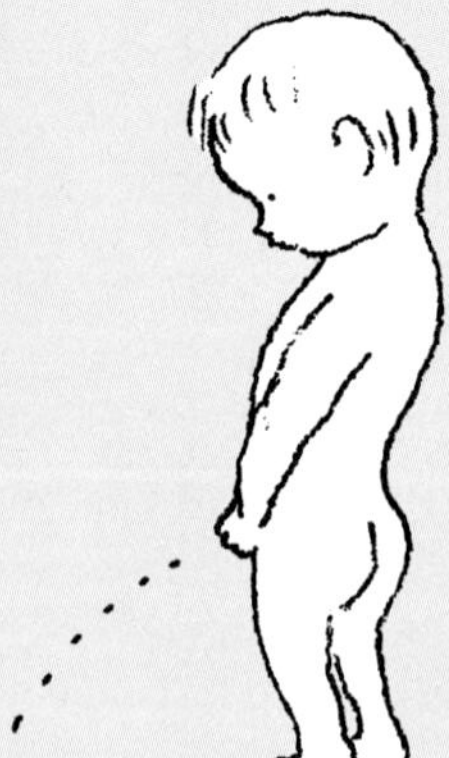

（はるくんはてるくん（弟）とお空にいたんだよね？）
うん、ママもいたよ。
ママもいて、一宮のおばあちゃんと犬山のおばあちゃんを
いっしょに見てたんだよ。
もっとまえは、おばあちゃんもお空にいたんだよ。
空から見ていて、あの人がいいなと思ったら入るんだよ。
ママはそのときベランダにいたから、飛んできて入ったよ。
おなかの中にぼうみたいなのがあって、
それがおへそにくっつくんだよ。

森本はるとくん（4歳9カ月）

出産のときに恥骨結合離開になり、産後も痛みで寝返りひとつ打てず、2カ月ほど歩くことも座ることもままならないほどでした。出産時は、長い時間、頭が産道に引っかかったままで、私は何度もいきみ苦しみました。子どもも苦しかったのではとずっと気になっていましたが、「いたくなかった」の言葉にほっとしました。

あったかいお水があったよ。
そんでね、せまくなったから出てきたの。
そしたら先生とかんごふさんがいた。
おかあさんのからだと血のへびでつながってた。
先生がはさみでパチンって切った。
やさしそうだなって思ったから、おかあさんをえらんだんだよ。
（そうだったの。おなかの中で何してたの？）
おそうじ！
ばいきんが入ってきて、おかあさんの白目がまっ赤になったの。
だからたいへんっておそうじしたの。
おなかの中にはぞうきんがないんだよ。
だからこうやって、手でゴシゴシってこするの。

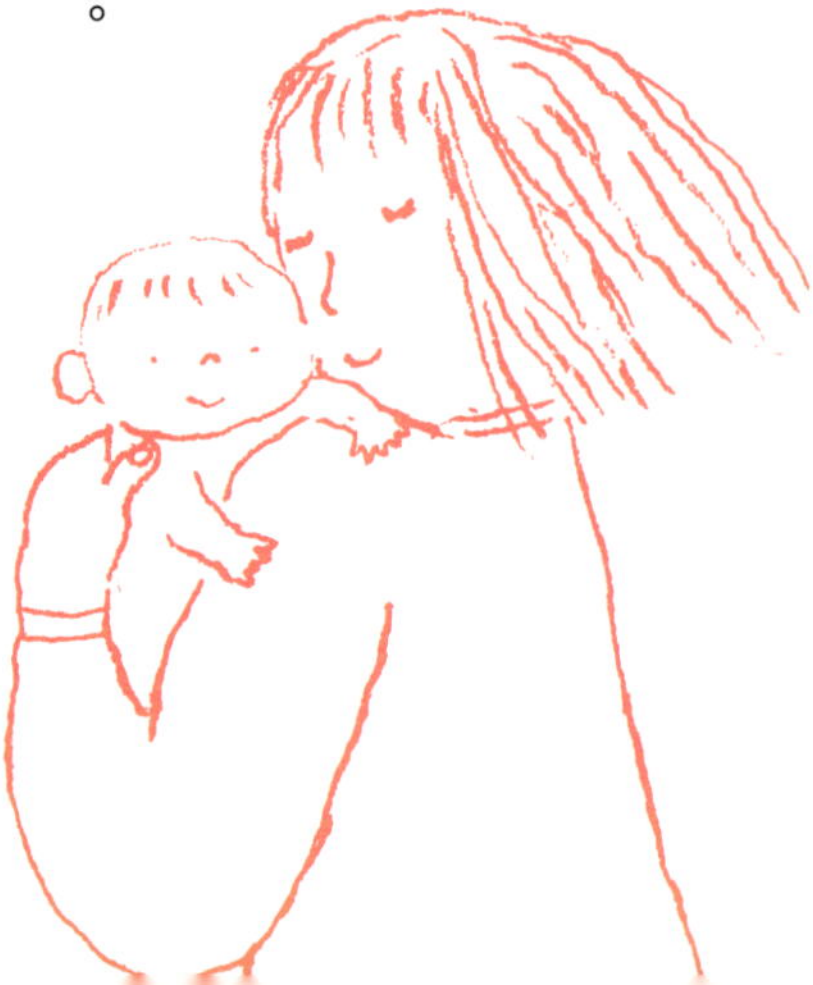

生まれてくるときはすごくうれしかったんだよ。
やっとほんとうにおかあさんに会えるって。
だって、おなかの中さみしかったんだもん。
生まれるのがうれしいのは、わたしとおかあさんだけじゃないんだよ。
どの赤ちゃんもみんな
「おかあさんに会える」って、
うれしいきもちで生まれてくるんだよ。

今村りさこちゃん（3歳／6歳）

検査薬で妊娠を確信し、病院に行ったところ、「赤ちゃんが見えません。流産でしょう」と言われました。その後、別の病院で無事赤ちゃんが見え、妊娠が確定しました。そんな経緯があったので、6歳のときに「おかあさん、ずっと元気だった？」と聞いてみると、「ため息ついてたよ。おうちの中でもお外でも」「おなかに子どもがいないってがっかりしてたの。でも、わたしここにいるじゃんって思ったんだよ」という答え。最初に「おそうじ」の話を聞いたときは、妊娠中に2、3回出血したことかと思ったのですが、もっと前のこのときのことを言っていたのかもしれません。

おなかの中があつかったので、いっぱいあばれた。
あつくてあつくてせまくて、
暗い道をぐるぐるまわりながら出てきたの。
頭からまっさかさまにおっこちた。
外に出たらすずしかった。明るくてまぶしかった。

外に出てさいしょに見たのは、ママが笑ってる白い歯だった。
はじめは口の中にあるから食べものだと思ってて、
歯だとは知らなかった。
(おなかから外に)出ようと思ったんじゃなくって、
風がきて、水が台風みたいにきて、足がはまっちゃった。

おなかの中はソファーみたいにふわふわで、ぽよんぽよんしてた。
のどがかわくと、お水を飲むところに行って、
お口をあーんとあけると、お水が入ってくるの。

それでお水を飲むの。
1回、へんな味のお水のときがあった。
ママ、そのときワイン飲んでたでしょ。

生まれるまえは雲の上にいた。
上から見ていて、
ママのかみのけが長くてやさしそうだったから、
たまきはママをえらんだの。

寺嶋たまきちゃん(3~6歳)

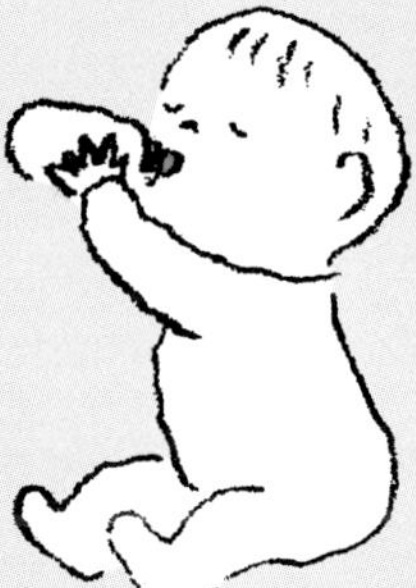

最初に記憶の話をしたのは3歳のときです。現在6歳ですが、寝る前やお風呂でぷかぷかしているときなど、今でもいろいろ話をしてくれます。出産のとき、羊水が足りなかったので生理食塩水を足しました。「水が台風みたいにきて」はそのことを言っているのだと思います。

暗くてこわかったから、
早くママに会いたかった。
おててとあんよと頭とおなかがいたかったの。
お医者さんが、おててとあんよ、ひっぱった。
ママ！　たいへんだよ！　って泣いた。

落合まなちゃん（1歳半～2歳半頃）

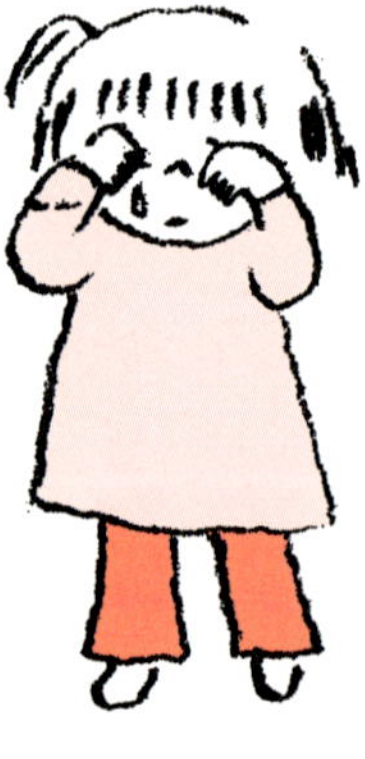

1歳半を過ぎた頃から話してくれるようになりました。予定日より2カ月も早い出産で、帝王切開でした。そのせいかこわかったようで、話しながら思い出して涙を流すこともあります。こわかったことを私にわかってほしいのだなと思い、そんな思いまでして生まれてきてくれたことに感謝しています。

（おかあさんのおなかにいたときのこと、おぼえてる？）
おぼえてる。
こうやってねてた。
くるくるしてた。
おとうさんが
「はやく病院行ったほうがいい」って言ってた。

（おなかにくるまえはどこにいたの？）
イエスさまとマリアさまのところ。
赤ちゃんがたくさんいて、
みんなであそんだり、おやつ食べたり……。
そこから歩いて、すーっと歩いて、すぐきたの。

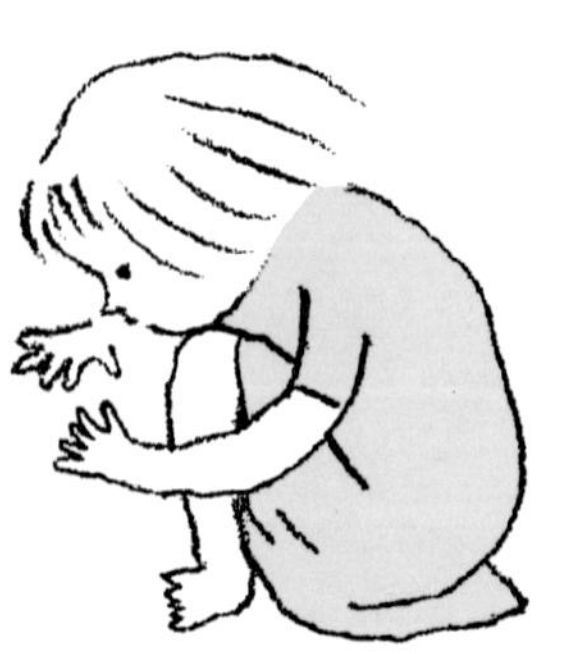

（そしておなかに入ったの？）
ちがう。
おかあさんの赤ちゃんがいなくなったから。
おかあさんの横で、赤ちゃんがくるの待ってたの
赤ちゃん早くこないかな、と思って待ってたの。

守屋はるかちゃん（5歳頃）

池川先生の本を読み終えた晩、寝る前に何気なく聞いてみたところ、ゆっくりと思い出しながら、たくさん話してくれました。「こうやってねてた」のところでは、両手を握って口のところへもっていき、ひざをそろえて曲げて、まさに胎児の格好をしました。娘を授かる少し前に12週で流産しましたが、その話は娘にはしていないので、「赤ちゃんがいなくなった」には驚きました。

ノン（妹）はおうちに帰らないの？
（おうちって？）
ママのおなかの中。
（帰ってほしいの？）
うん。だって、ママのおなかの中楽しいから。
ノン、笑ってたんだよ。
（ゆうちゃんはママのおなかの中に帰りたい？）
うん！
（おなかの中で何してたの？）
かいそうをポイしてたんだよ。
かいそうはばいきん。
外にいっしょうけんめい投げだしてた。
（きれいにしてくれてたんだ？）
うん。かいそうをお外にポイしておそうじしてたの。
あと、首にマフラーしてた。

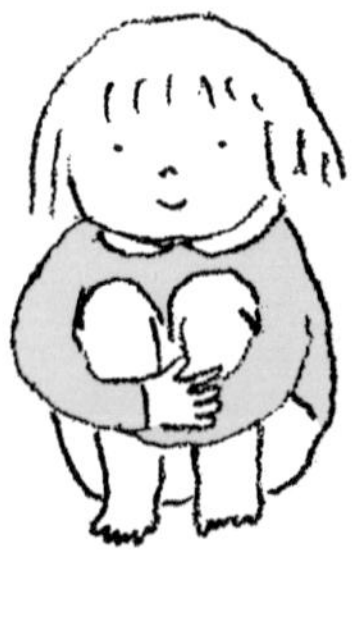

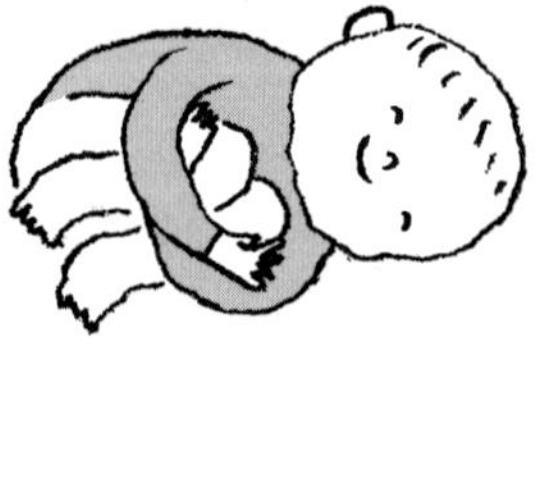

かいそうみたいな。
（そうなんだ。あとは何してたの？）
ノンといっしょにごはん食べてたよ。おいしかったよ。
（おなかの中ってどんな感じ？）
きもちいい感じだったよ。
ノンといっしょにあそんでた。

本多ゆういちろうくん（3歳1カ月）

これまでも何度かおなかの中にいたときのことを聞いたことがありましたが、答えたことがなかったので、覚えていないのだろうと思っていました。ところがある日、お風呂あがりにゆったりしているときに突然話し始めました。息子は妊娠中から臍帯《さいたい》（へその緒）を首に巻いており、出産時も巻いたまま出てきました。この話をしたことはないので、「首にマフラーしてた」には驚きました。

子育ては赤ちゃんが宿ったときから始まります

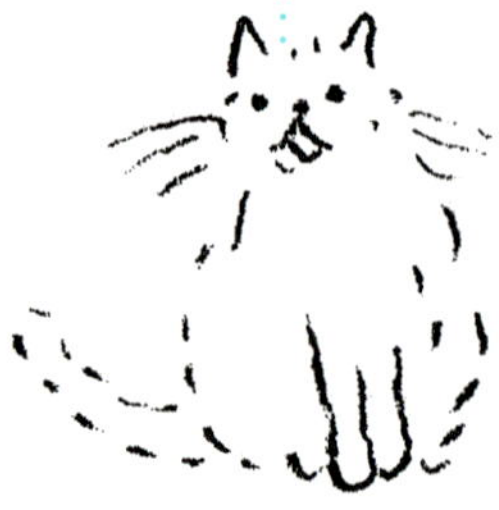

私の調査によると、幼い子どものじつに3人にひとりが、おなかにいたときや生まれたときのことを、何らかのかたちで覚えているようです。

代表的な胎内記憶は、「赤かった」「暗かった」「あたたかかった」「ひも（へその緒）があった」「泳いでいた」「キックしていた」「ママの声が聞こえた」というもので、居心地のいいイメージがほとんどです。「おへそから外が見えた」と、おかあさんの行動を言い当てる子もめずらしくありません。

ただ、妊娠中のおかあさんが心身の調子をくずしていると、「冷たかった」「さみしかった」という記憶が増える傾向があります。

また、おかあさんがおなかの赤ちゃんをあまり意識していないと、それが記憶に影響することもあります。赤ちゃんは、自分が待ち望まれているかどうかに、敏感に反応しているようです。

誕生記憶としては、「そろそろ出ようと思って出てきた」「真っ暗で狭かった」「苦しかった」「回りながら出てきた」「(生まれたあとは)まぶしかった」というものが代表的です。生まれてすぐ授乳された子は「おっぱいがあたたかかった」と満足している一方、医療処置のためおかあさんと離されていた子の中には「早く抱っこしてもらいたかった」などと語る子もいます。

赤ちゃんは何もわからないわけではなく、ちゃんと意思や感情があるのです。ですから、子育ては赤ちゃんが宿ったとたんに始まります。赤ちゃんに語りかけ、親子の絆を深めておくと、生まれたあとのコミュニケーションもスムーズになるでしょう。また、お産においては、赤ちゃんのペースを尊重し、誕生後すぐおかあさんとのふれあいをもつことが理想です。

赤ちゃんの心を大切にすることは、おかあさんの心も大切にすることにつながります。おかあさん自身がリラックスして、ぜひ子育てを楽しんでください。そしてまわりの人は、おなかの大きなおかあさんを見たら、心の中で赤ちゃんに「この世にようこそ」と語りかけてあげてください。

そんな人の多い町では、きっと幸せなお産と子育てが増えるように思います。

column 記憶の話を聞いてみよう❶

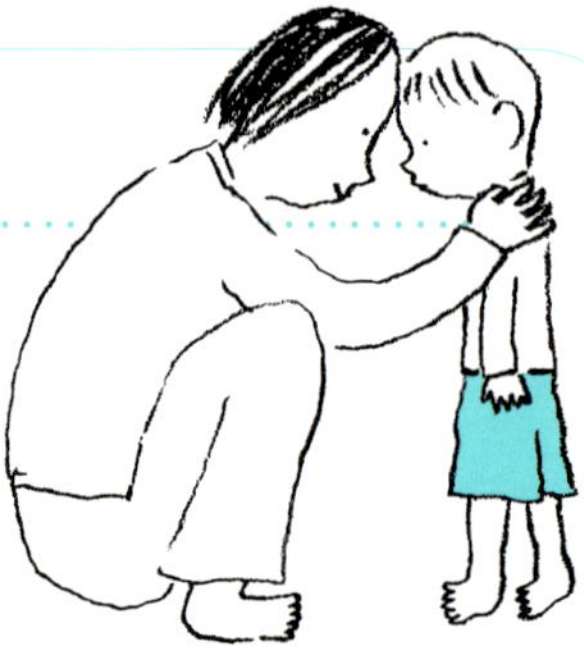

胎内記憶を聞くと、おかあさんの心はほんのりあたたまって、わが子がいっそう愛しくなるようです。ご関心があるかたは、お子さんと語りあってみてください。ただし、記憶の聞き取りはあくまでも親子の絆を深めるツールです。無理に聞きだそうとしたり、覚えていないからといってがっかりしたりしないように。
聞き方に特別な方法はありませんが、以下のことに気をつけると、話してくれることが多いようです。

・幼いうちから聞いてみる
もっともよく話してくれる年齢は2〜4歳ですが、まだおしゃべりできない子も身振りで教えてくれることがあります。生まれる前の記憶は、自分から話し始める子より、おかあさんに聞かれて話しだす子のほうが多いようです。そして、記憶はしだいにうすれていくようです。
・リラックスした雰囲気のときに聞いてみる
お風呂の中や眠りにつく前の布団の中など、おかあさんのぬくもりに包まれているときに聞いてみると、話し始めるお子さんが多いようです。あたたかい羊水に包まれていた子宮の記憶がよみがえりやすいのだと思われます。

(p.56に続く)

2

おなかにくる前、
ママとパパを
選んだときのこと

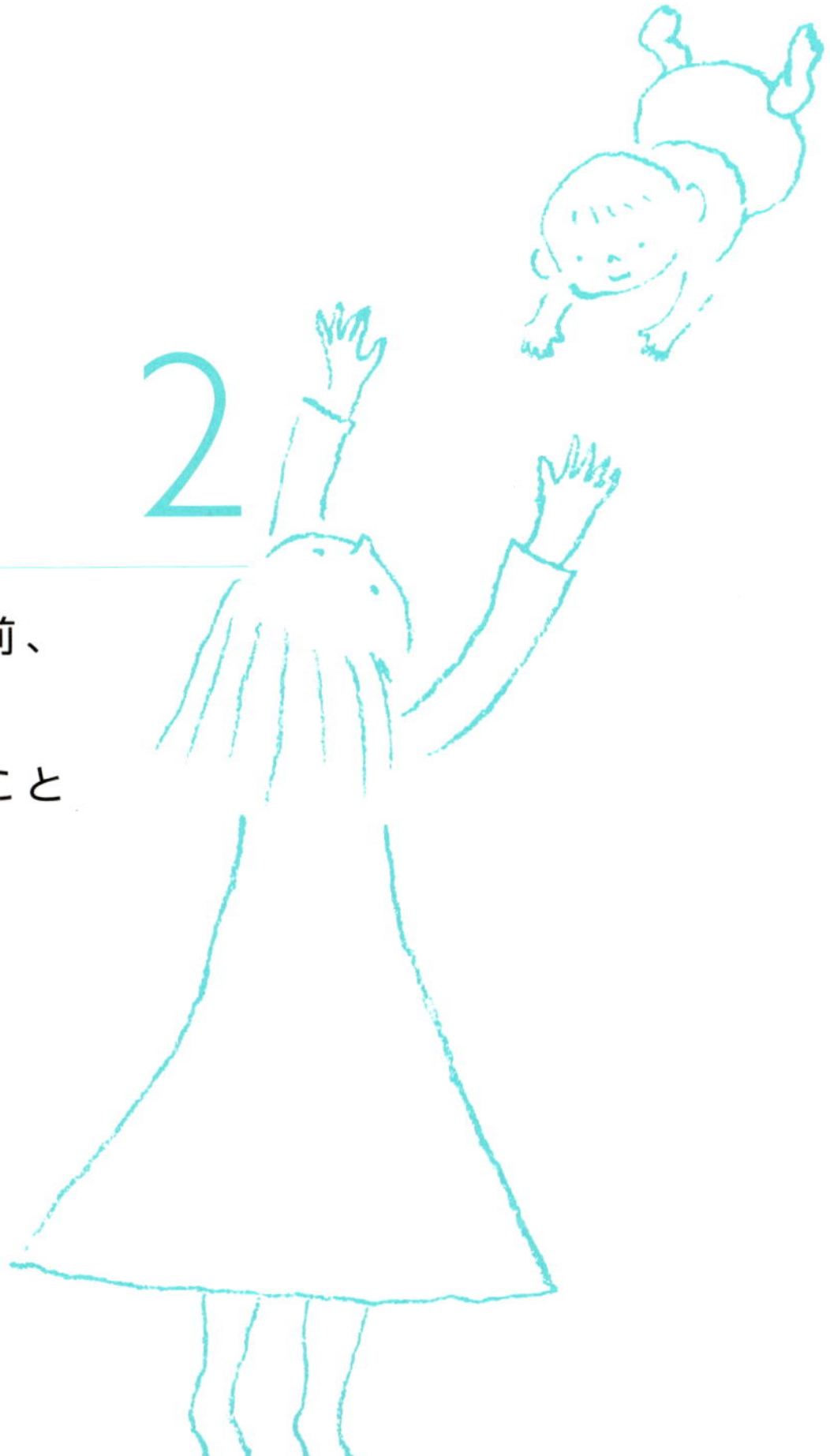

ママの歌声を神さまのそばできいていたの。
ママの声は、お空の国にもきこえていたよ。
そしてね、
生まれるまえの子どもたちも、
しんだ人たちも、
ママの声でいやされていたの。
わたし、その声のおかあさんをえらんできたの。
かみさまは
「この人はすごくいそがしいので、
あなたとあまりいっしょにいられないよ」
と言ったけど、それでもいいの。
わたしは、あのおかあさんのもとに生まれるの。

橋本かあいちゃん（4歳）

私は歌手で、コンサートで自宅を空けることが多くあります。娘はまだ字の書けない頃、私が旅に出るとき、いつも「おじぞうさん」のお守りを描いてくれました。娘は高校進学にあたって、自らフルート演奏家の道を選びました。いつか娘とともに「地球が家。世界が家族」と感じられる演奏旅行ができたらと願っています。

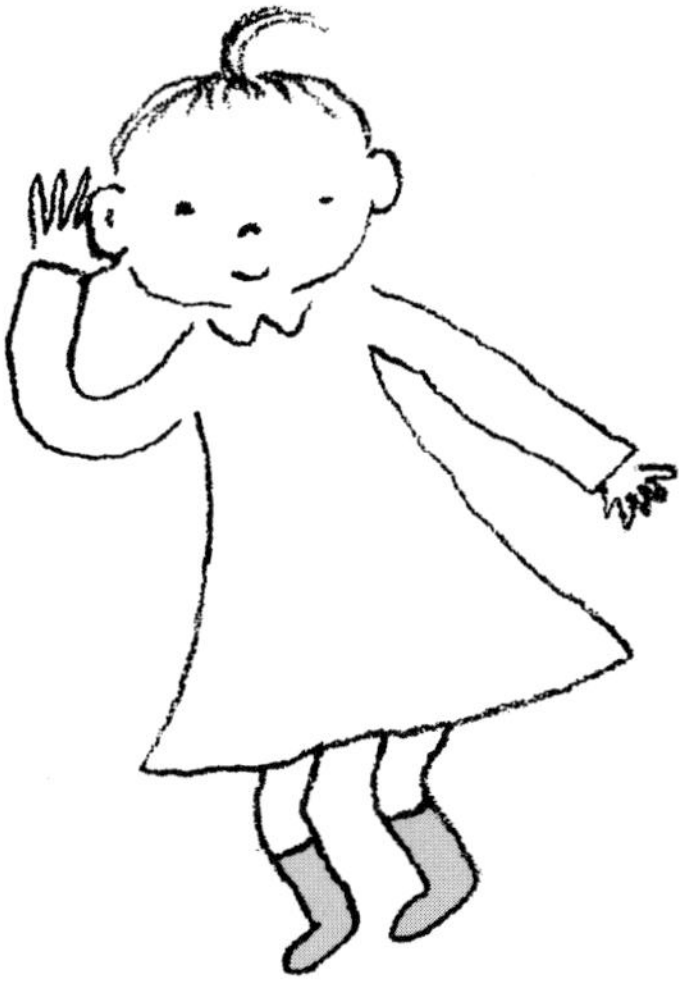

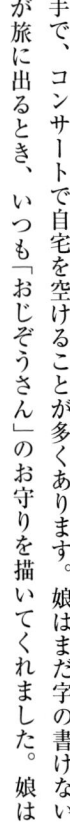

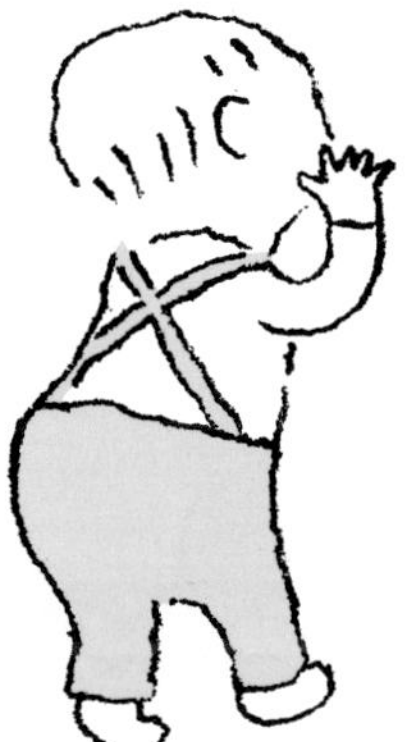

おかあさん部屋に行って、おかあさんをえらんだんだ。
雲の上にいて、
おかあさん部屋に行くと12人ならんでいて、
おかあさんは7ばんめにいた。

（なぜおかあさんをえらんだの？）
いい顔してたから。
かわいかったから。

（どんな服着てた？）
それはおぼえてない。

（おとうさんもえらんだの？）
うん。おとうさん部屋に行ってってね。
おとうさんは7人いる中の4ばんめだった。

及川ひろとくん（6歳）

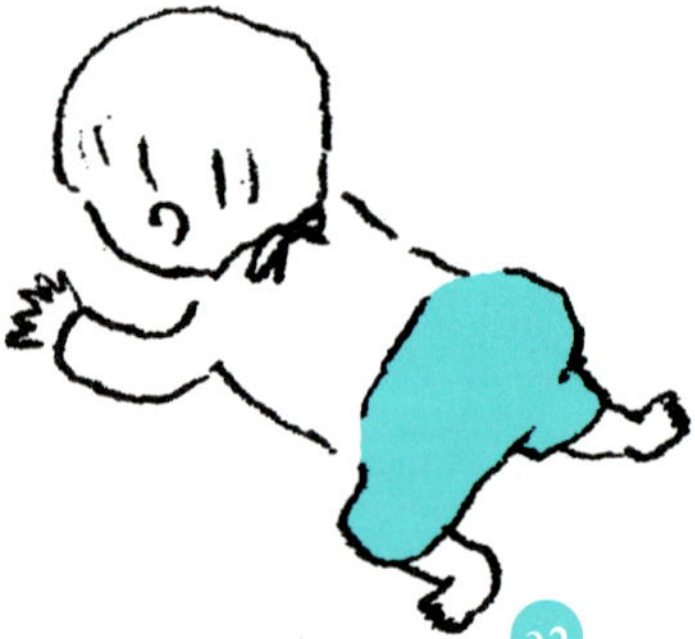

特に話をもちかけたわけでもないのに、突然、話し始めました。

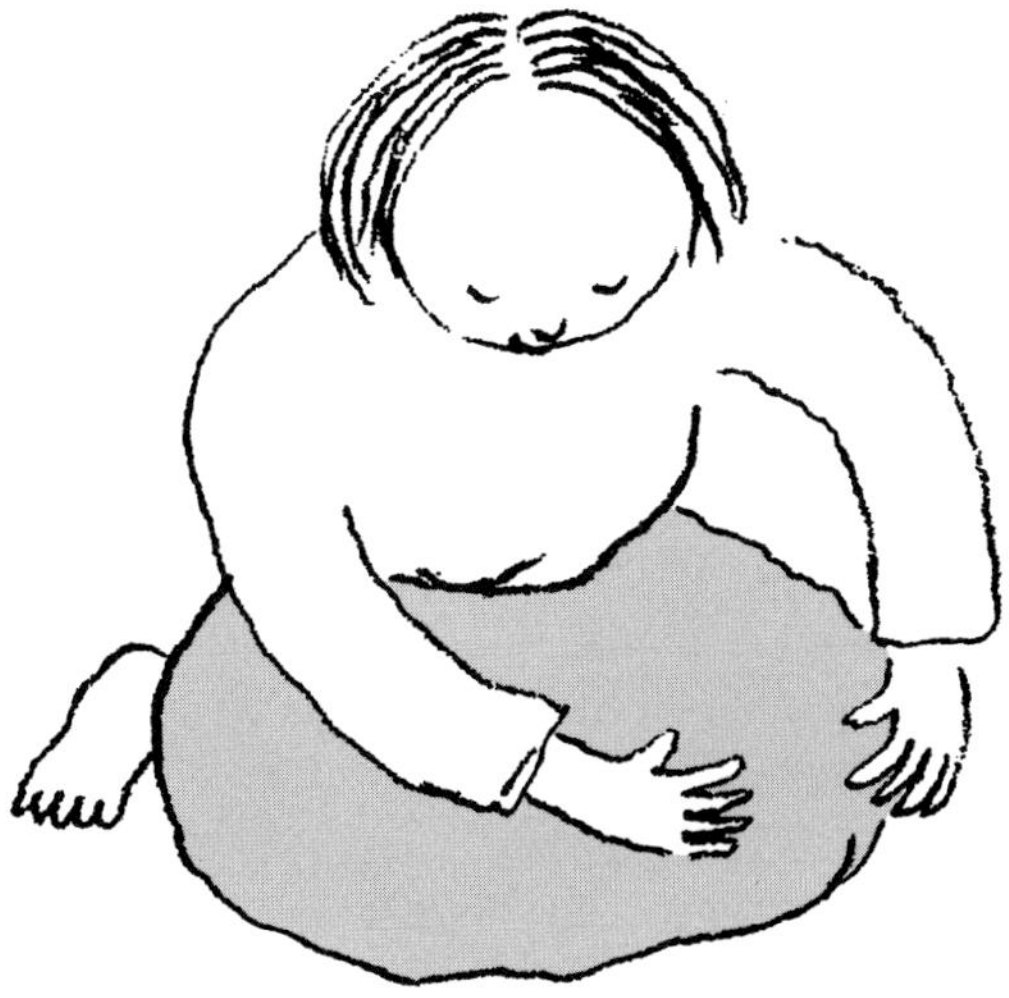

さや（妹）と、雲がいっぱいのところでな、あそんでてん。
お月さまやお星さまもいてな、
やさしいおめめとかついてんねん。
絵本とかもあるねん。

それでなあ、さあ生まれようと思ってな、
下におりた。
こんなにせまいくて細長いねん。
それで足見たら、さやがついてきてなかった。
りゅうたなあ、さやがついてきてると思ったのに……。

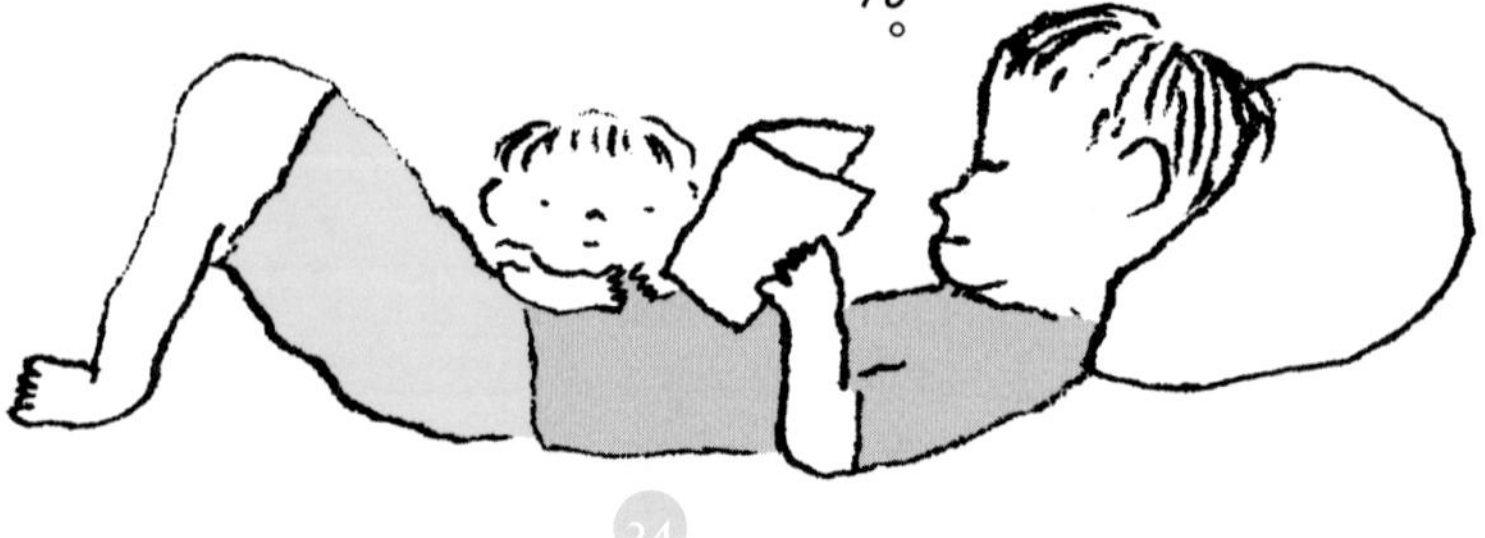

おしりの中の細長いところとおって出てきたら、
男の人がいてこわかった。
どっかつれていかれて薬飲まされるかと思ったら、
だいじょうぶやった。

（なんでおかあさんとこ、きてくれたん？）
なんか楽しいなあと思って。

佐倉りゅうたくん（5歳頃）

ふたり目が生まれたあと、上の子が毎日と言っていいほど「いっしょに生まれたかったよ」と話しかけているので、不思議に思っていました。半年が過ぎた頃、突然話してくれた言葉です。りゅうたの出産のときは、心拍が落ちてきていたので、生まれてすぐ小児科の先生のところに連れていかれました。記憶をとりもどしてすっきりしたのか、そのあとは「いっしょに生まれたかった」とは言わなくなりました。

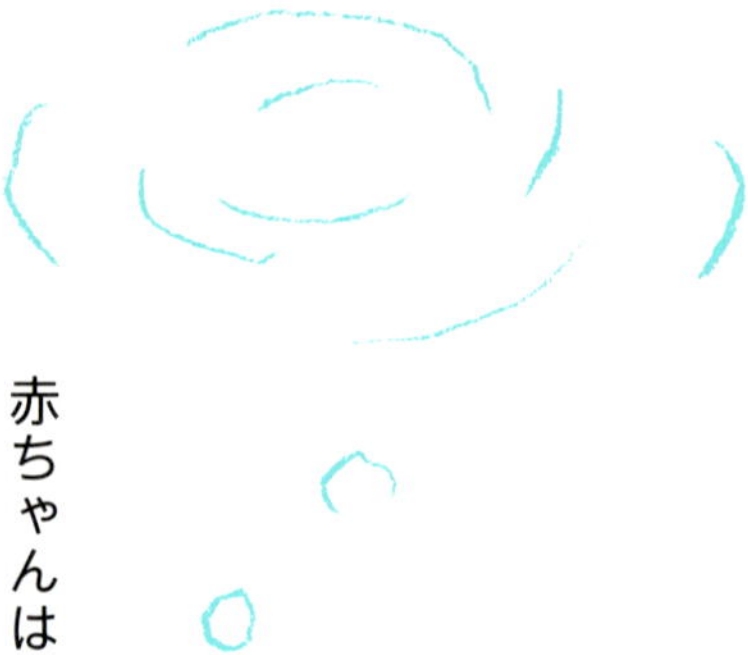

赤ちゃんはまるいボールみたいになって、
ママの口からおなかに入るんだよ。
（あなたもそうやってきたの？）
……。
（赤ちゃんはお空からくるのかな？）
わたしは、ここのおうちとほかのおうちとまよってたんだけど、
ママのところにきたの。
もうひとつのおうちを知っているけど、
どこか言っちゃいけないんだ。

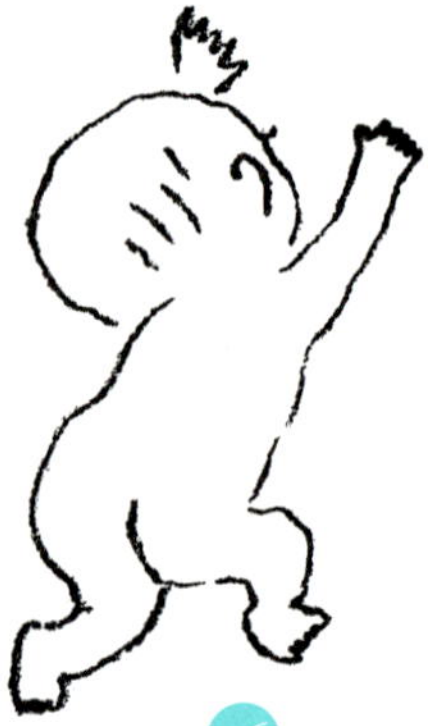

（どうやって、行きたいおうちをえらんだの？）
やさしそうなママだったからだよ。
（天国にいたの？）
……わからないけど、雲のずっと上のほう。
まわりはまっ白。
（そんな上のほうからどうやってママをえらぶの？）
望遠鏡のようなもので見るんだよ。
（どうやって行く国をえらぶの？）
みんな日本に行く子ばかりだった。

山本あやかちゃん（9歳）

「すいすい泳いでいて気持ちよかったのに、だんだんせまくなってきた」「急に光が入ってきてまぶしかった。たくさんの顔が見えた」など、これまで、おなかにいたときの記憶や、生まれる瞬間であろうと思われることは何度か話してくれたことがありますが、おなかに入る前の記憶を話したのははじめてでした。驚いてたくさん質問しすぎてしまい、そのせいか、最後には「もうわすれちゃった。あんまりはっきりおぼえてない」と言われてしまいました。

ゆうき、おそかったなあ。
にいちゃん、待っていたよ。
（何それ？）
ゆうきとは、赤ちゃんの国でいっしょだったんだ。

瀧澤ようへいくん（9歳）

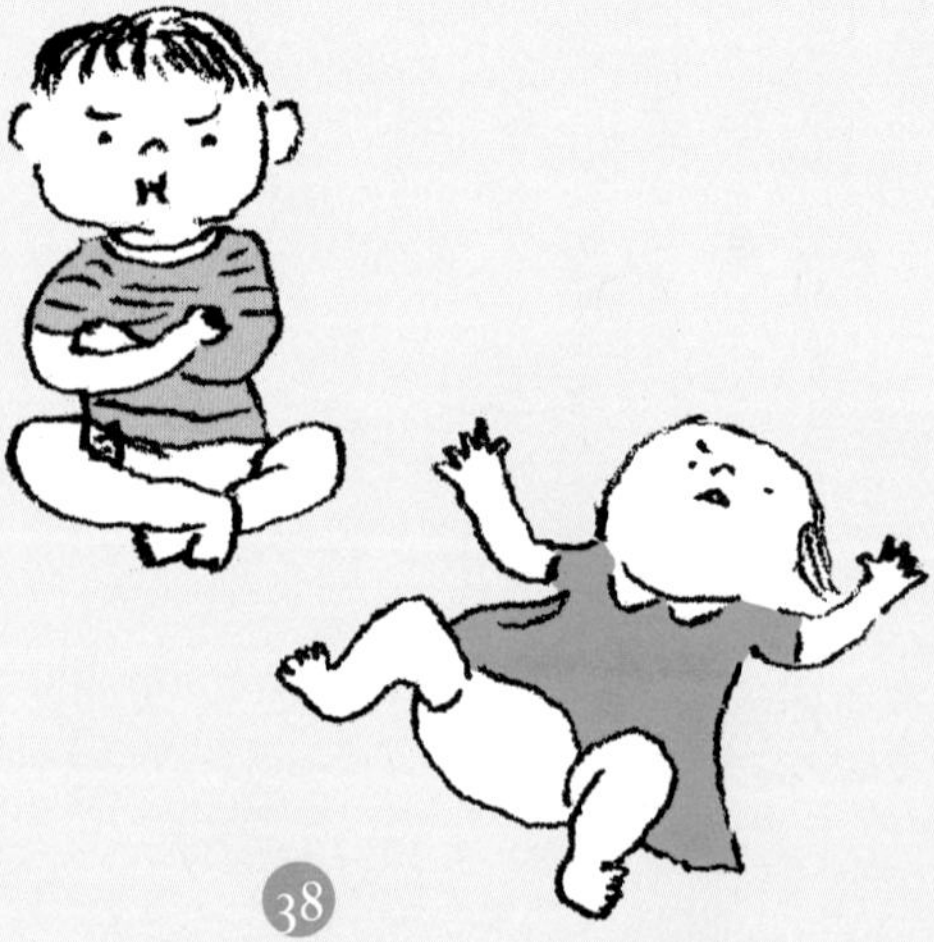

もう14年も前、第2子が生まれたときに、当時9歳だった上の子が赤ちゃんに話しかけた言葉です。ゆうき(妹)は出産時のアクシデントで障がいが残り、私は毎日泣いていました。そんな中で、私を励まそうとしてくれたのかと思いながらも、不思議に心に残った言葉です。池川先生の本を読んで、あのときの言葉は胎内記憶だったのだとわかり、驚きつつも納得しました。

雲の上にいたよ。かみさまもいるよ。
世界中の赤ちゃんがいるんだよ。
雲の上はあそぶものってないんだよ、DVDとか。
まっ白なんだよ。
かみさまはやさしくて、だっこしてくれるんだ。
かみさまは足がなくて、スカートみたいな服を着てるんだよ。

ぼくは、ママがかわいいからきたんだよ。
かみさまがせなかを押してくれて、ここにきた。

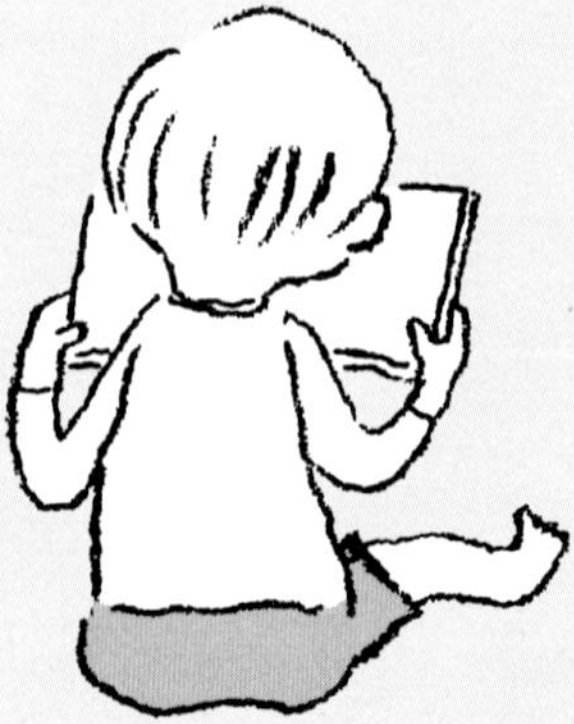

（どうしてかみさまは、赤ちゃんをいじめるような悪いママのところにも赤ちゃんをあげてしまうの？）

こわいママにはさー、もっとかわいい赤ちゃんをあげるんだよ。

（どうして？）

うーん……かわいいといじめないから。

そういうママはかわいそうだから。

岡部たくみくん（5歳10カ月）

1年ぐらい前から、折にふれ「おなかの中ってどんな感じ？」と問いかけていました。「赤かった」「せまかった」といつも答えていたのですが、このときはたくさん話してくれたので、以前から疑問に思っていたことを思いきって聞いてみました。「かわいい赤ちゃんをあげて虐待をやめさせる」「虐待するママはかわいそう」という答えに驚きを感じました。

ぼくね、雲の上で、かみさまや友だちとあそんでたんだ。
雲の上であそんでいるほうが楽しいんだよ。
でもね、かみさまに「下へ行きなさい」と言われたら、
すべりだいをえらんで、すべりおりるんだよ。
にげる子もいるけど、
かみさまは強いからつかまって、ポーンて投げられちゃうんだ。
そうすると、どこへ行くかわからないよ。
だからぼくは、自分ですべりだいをえらんだの。
たくさんあるんだ。

おにいちゃんがいたから、おもしろそうだと思ってえらんだの。
ものすごいスピードですべったよ。

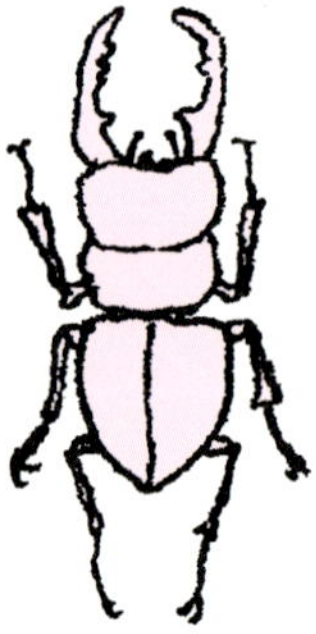

もうすこしでお兄ちゃんといっしょになれたけど、
ドアがあいてお兄ちゃんが出ていったので、
ぼくも出ようとしたら、
「おまえはまだまだ」って言われて、ドアがしまっちゃった。

ぼくは、暗いところの水にぷかぷかういてたよ。
きもちよかったけど、10秒くらいであきちゃったし、
おなかすいたらドアがあいたから出てきたんだ。

(出たあとは)ドアのところに
「立ち入り禁止」のかんばんをおいて、
だれも入ってこないようにしたよ。

まさきくん(8歳)

現在、大学3年生の次男の言葉です。今は具体的な内容までは覚えていないものの、このようなことを話したことは覚えているようです。自分が話しているというより、自分の口を借りてだれかが話しているような感覚だったと言っています。

天使のときも、学校みたいに、
地球を見る時間とか、飛んであそぶ時間とかあるんだよ。
地球を見るときは、雲の上からでもすけて見えるんだ。
だから、なんでも見えるんだよ。
ママもよく見えた。

白いひげをはやしてかみのけのないかみさまみたいなおじいさんが
茶色のつえをもっていて、それでまほうをかけるんだ。
天使たちも、すこしだけまほうがつかえるんだよ。
雲の上にはおとなもいるよ。
天使が地球におりていくときは、
かみさまが茶色のつえをふってまほうをかけるんだ。
天使の羽がわれて、白い服がきえて、はだかになって
小さくなって、玉の中に入るの。
そして、かみさまがつえをふると、まほうで玉がもっと小さくなって

色をつけられて、光になってきえていく。
玉の色は、青かったり、白かったり。
ぼくの色は、わからない。
だって、ぼく、中に入ってしまっていたから。
玉って、よくテレビで、おはかのまわりに飛んでいる光あるでしょ。
あれだよ。あれ、天使だよ。
大きい天使から先に、順番で地球に行くんだよ。

かみさまに紙と書くものをわたされて、
「行きたい人、6人をえらんで名前を書きなさい」と言われた。
ぼくは3人しか書けなかった。
みか、あみか、た…、と書いて、
かみさまが「みかはいい人だから、ここに行きなさい」って言った。
ぼくは、いい人だなあと思って、ママをえらんだ。

ママのおへそのあたりから中に入った。
だんだん管みたいのがつながっていって、
ママのおへそにつながった。
ママのおなかに入ったとき、まっ赤だった。
このくらい（5ミリくらい）のとき、
ママのからだの中では自由に動けたんだ。
白いものが見えた。たぶん、ほねかな。
ママが食べたものが血の管から出てくるんだ。
それをよけながら、ビュンビュンって飛んであそんでいたよ。
そのあと、ふくろみたいな中に入っていたけど、
外にはすぐに行けた。
ビュンビュンあそんでいたら、すこしふくろやぶっちゃった。
でも、ママはいたくなかったと思うよ。
ママが食べたものが小さくなって管から出てくるから、
それを両手でうけとめてもぐもぐ食べた。

歯があるかわからないけど、がりがり食べたよ。

赤木ようくん（8歳）

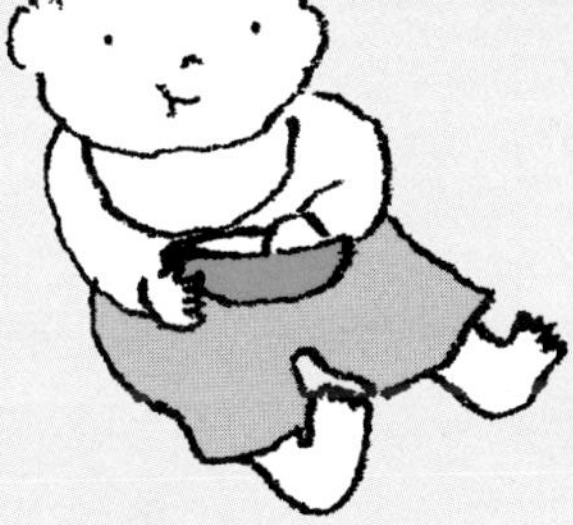

これまでも「すごくせまい中にいた。たまに中からけっとばしていた」「ママが結婚する前から空の上から見てた。ぼくはママのところに行くって決めてた」などと話してくれたことがあります。池川先生の本を読んだあと、息子と話しているとき、「また思い出した」と言ってたくさん話してくれました。

はじめは、海の土の中にいて、
そこからいきおいよく空めがけて飛んだ。
雲の上ではかみさまとかみなりさまと子どもたちがいて、
ぼくは雨ふらしの仕事だった。
空のくらしはきもちよくて楽しかった。
雲は、食べるといろんな味にかわる。

雲の下をのぞいて落ちそうになったとき、
ひっぱってたすけてくれたのが、きき（妹）だった。
それで出会って、きょうだいになろうって決めた。
ききはかみなりならし担当だった。

ママを決めた理由は、好きになったから。
大好きになっちゃったから。
雨をふらしているときは見えないので、

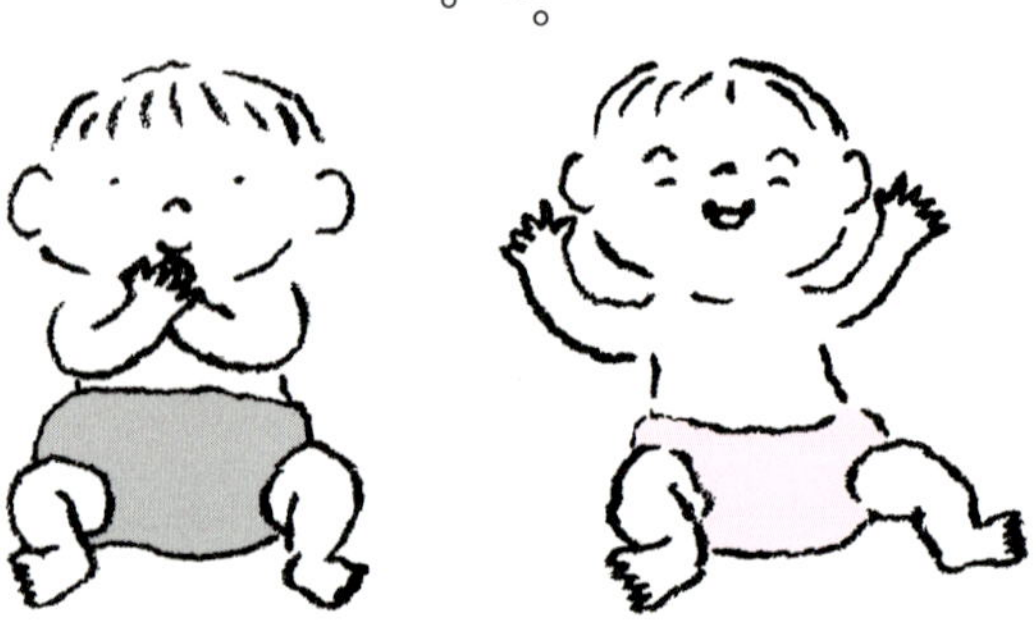

かみなりさまがママとパパの写真を見せてくれて、
ききが見つけて教えてくれた。
そのとき、ママとパパは車に乗っていた。
パパもいいなと思ったから、
たまごになって羽をつけてピューッとおりた。
ひとりじゃなくて、ききもいっしょだった。

（海の土の中にいたまえは、どこにいたの？）
ぼくはどこにもいなかった。

山川あまきくん（4歳）

「おなかの中は暗くてあったかかった」「出てきてだっこされたときは、まぶしくてうれしくて幸せだった」「上を見上げて、ママとパパだ！と思った」とも言いました。また、「（ぼくが）生まれたとき、妹はたまごでママのおなかでひるねして出番を待っていた」そうで、妹に4年後の12月に生まれるようにと言って再会を約束したそうです。

わたしとももちゃん（妹）は手をつないで、
雲の上からパパとママをさがして、
そしていまのパパとママをえらんだんだよ。
わたしが先にパパとママのところに行っても生きていけるように、
ももちゃんにお弁当のつくりかたを教えておいたんだよ。
だから、わたしがえらんだママなんだから、
ママはわたしをがっくりするようなことをしないでね。

ゆかりちゃん（4歳頃）

友人のお子さんの言葉です。ふたり姉妹で、妹は1歳でダウン症です。お姉ちゃんは、小さい頃から、ママが強くしかるなど「悪いこと」をすると、こう言うそうです。

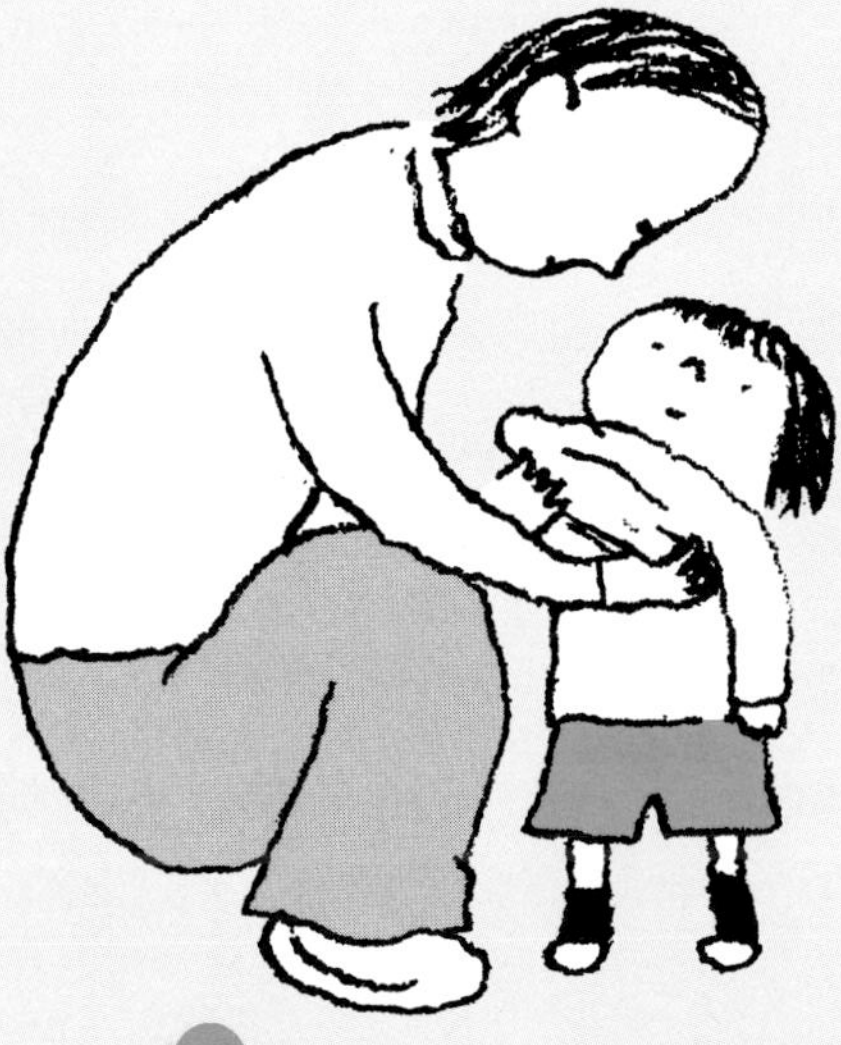

たまねぎにも命があるんだよ。

（へえ、だれが教えてくれたの？）
おなかの中でかみさまが教えてくれる。
たまねぎにもねぎにも命があるとか、
人は大事にしようとか、
かみさまを信じようとか、
おなかの中でかみさまが教えてくれる。
おなかの中ではかみさまの声が聞こえる。
おなかの中でもおきているときには、
心臓の音がうるさくて
かみさまの声は聞こえない。
おなかの中でねているときに、
ゆめの中でかみさまの声が聞こえる。

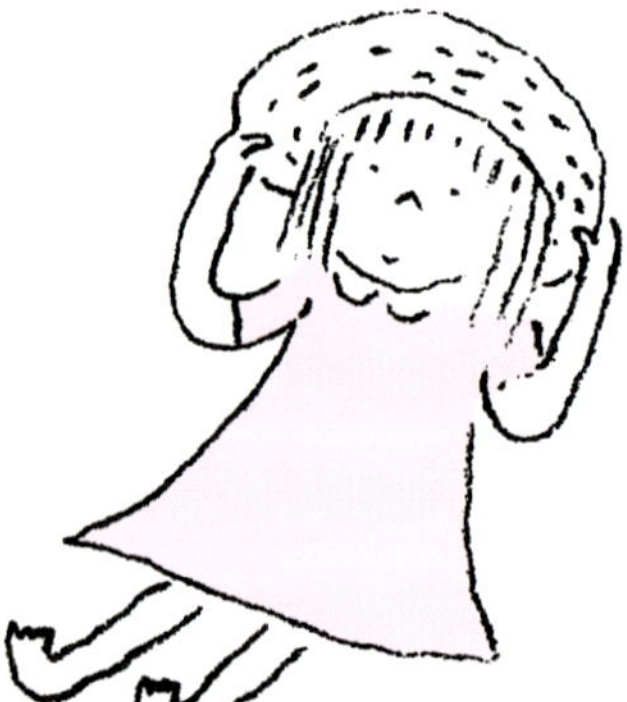

おなかから生まれると、
息をしなくちゃいけないでしょ。
だから、生まれると息の音がうるさくて、
かみさまの声は聞こえなくなる。

早川ゆいちゃん（5歳）

5歳の誕生日に「ゆいはママのおなかから出てきたんだよ」と話し、そのあと、いっしょに台所でたまねぎの皮むきをしたときの会話です。赤ちゃんは、おなかの中でかみさまと会話しているのかもしれないなと思いました。

赤ちゃんはおかあさんを助けるためにやってきます

「おなかに宿る前のこと」について語るお子さんはたくさんいます。だいたいのイメージは、心地よく安らかな「雲の上」で、神さまや天使のような存在に見守られながらおかあさんを選ぶというものです。

一番人気は「やさしそうなおかあさん」ですが、「泣いているおかあさん」や「大変そうなおかあさん」を元気づけたくて、やってくる子もいます。中には、なかなか決められず神さまに選んでもらったり、及び腰になっているところを後ろから押してもらったりする子もいるようです。

こういった「記憶」は事実として証明できませんが、心の真実を表しているように感じます。脳に蓄積された「記憶」ではなく、たましいに刻まれた「記憶」のように思うのです。雲の上の描写が子どもによって異なるのは、たま

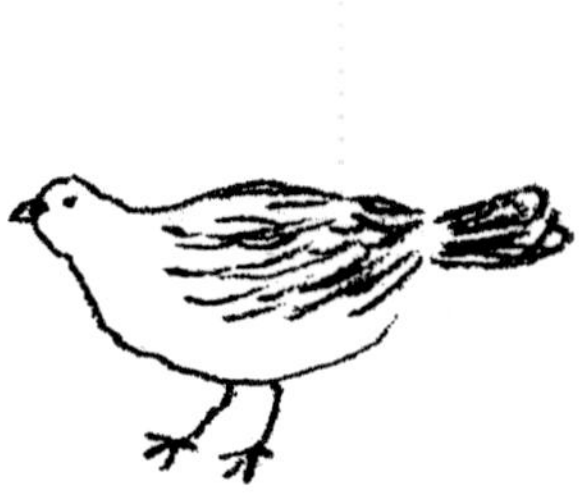

しいの世界が重層的なあり方をしているからではないでしょうか。

私は雲の上の記憶を読み解くうち、赤ちゃんはおかあさんを助けるために生まれてくる、と確信するようになりました。

子育ては喜びとともに試練がつきものですが、そのプロセスで親が命の尊さに気づき、人間としての成長をとげることを、赤ちゃんは願っているように思います。

そして、おかあさんに「愛」というプレゼントを受けとってもらえたと確信した子どもは、思春期以降、安心して次のステップに進み、もっと広く世の中の役に立つという、自分自身のミッションに取り組むのでしょう。

私は、親ごさんにわだかまりがあるかたにこそ、「自分も両親を選んで生まれてきたのかも」と、想像していただきたいと願っています。自分は生まれ落ちた環境の犠牲者ではなく、親の成長を助けるという難題に挑戦した勇敢なたましいだと思えるなら、親の呪縛《じゅばく》から解放されるはずです。

親子は、たましいの成長というミッションにともに取り組む、かけがえのない仲間です。そう気づいたとき、幸せな子育て、そして幸せな人生へ続く扉が、大きく開くのです。

column 記憶の話を聞いてみよう❷

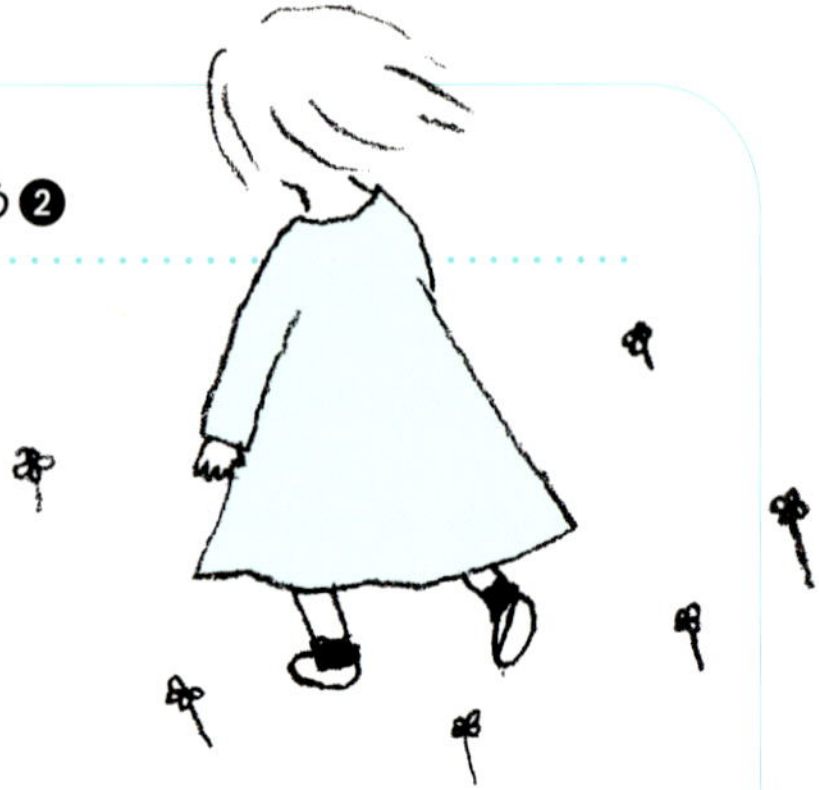

・絵本やCDを利用する

生まれる前の記憶を集めた絵本や、子宮内の音を拾ったCDがきっかけで語りだす子もいます。

・子どもの話はそのまま受けとめる

お子さんが突拍子もないことを語りだしても、そのまま受けとめてください。生まれる前の記憶は、お子さんにとって大切な「心の真実」です。幸せな記憶を語る子は、望まれて生まれたことを確認したいのです。つらい記憶を語る子は、その思いに共感してもらい、安心したいと願っています。

・話してくれたら書きとめる

子どもは一度話すと満足して、その後はけろりと忘れてしまうことがよくあります。あとで確認しようとしても、「そんなこと言った?」とキョトンとする子もいます。また、おかあさんも忘れてしまうようです。もし話してくれたら、何かに書きとめておくといいかもしれません。

・話したがらない子には無理強いしない

誕生時に苦しい体験をしている子の中には、なかなか話したがらない子もいます。大らかに見守っていると、心の傷が癒えて、のちに自分から話しだすこともあります。

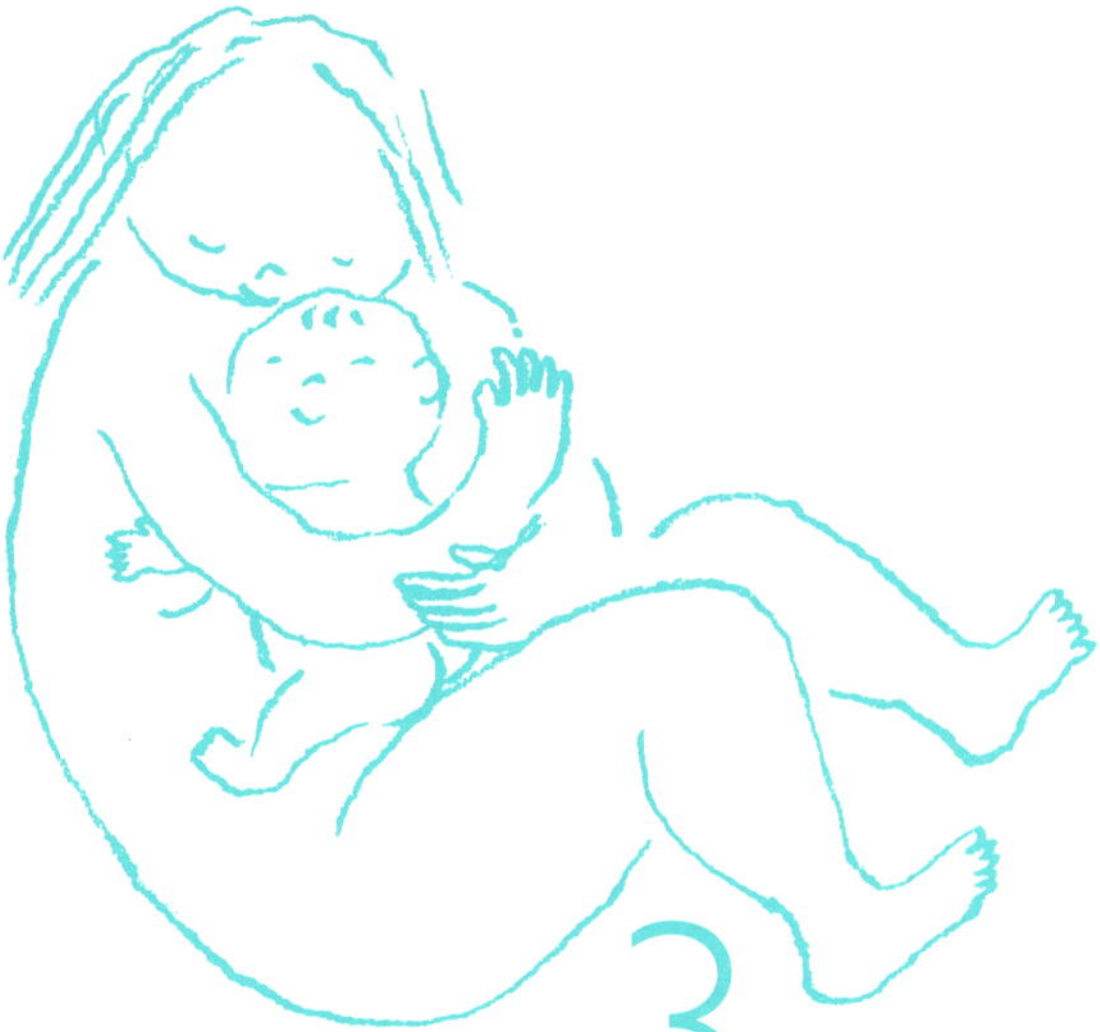

3

生まれる前の赤ちゃんが話してくれたこと

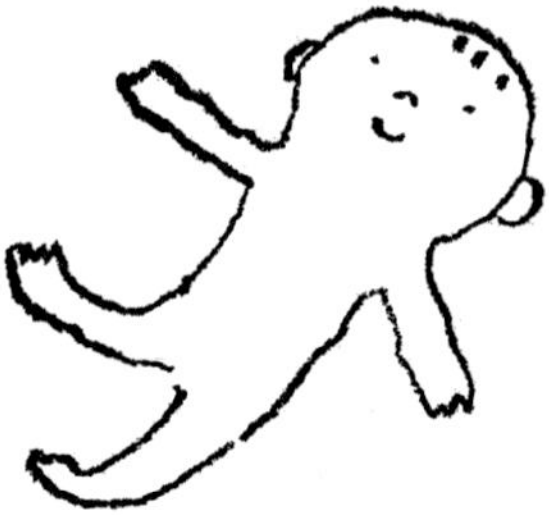

おかあさーん！

（どうしたの⁉ ごめんね。まだうんであげられないんだ）
うん。わかってる！
ちょっと会いたくなっちゃったから、きてみたの。
（早くこれるようにおかあさんもがんばるから、
お手伝いしてくれる？）
うん。わかってるよ！
じゃ、またね！

中村のあちゃん（胎名。おなかに宿る2年前に夢の中で）

現在妊娠6カ月、これは2年ほど前に見た夢の話です。夢に3歳くらいの女の子が現れ、「おかあさーん」と抱きついてきました。「人違いだよ」と言って顔をのぞきこんだ瞬間、なぜか「私の子だ！」と確信しました。つるつるのおでこが印象的で、菜の花のような黄色のオーラを感じました。女の子は「またね！」と言って、あっさり行ってしまいました。

とてもリアルな夢で、なぜかこのとき、私は33歳で娘を産むと確信しました。そして33歳になり、「あの約束は延びたのかな？ 私の準備不足だものな」と思い始めていた矢先、妊娠がわかりました。出産予定日は私の誕生日の1カ月前で、ぎりぎり間に合ってきたようです。この年に生まれなければならない理由があるようで、それについては生まれてきてからぜひ聞いてみたいと思っています。

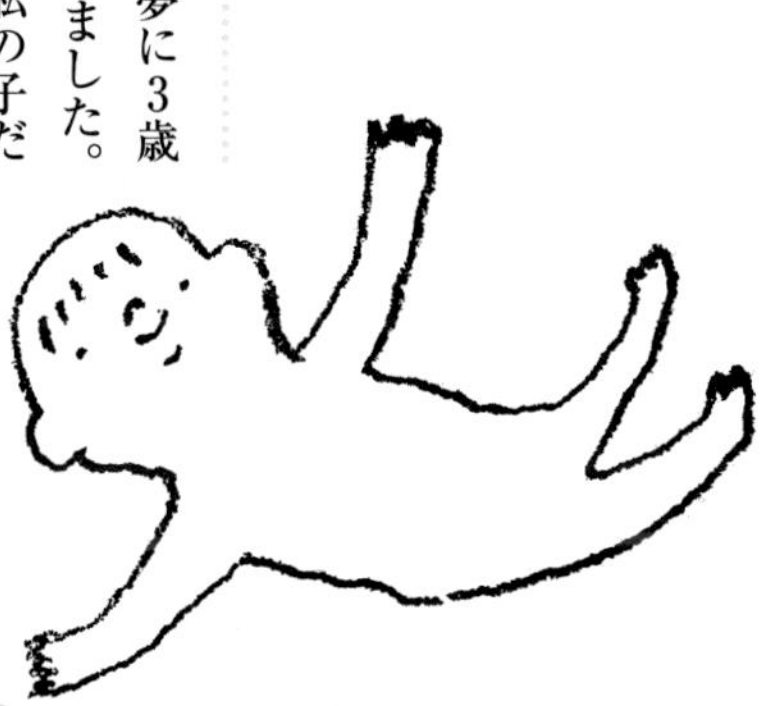

いま、いそがしいの。
手や足をつくっているところ。
これから心臓もつくらなくちゃいけないから、
そんなことしてられない。

谷口つばさちゃん(妊娠初期、おかあさんの夢の中で)

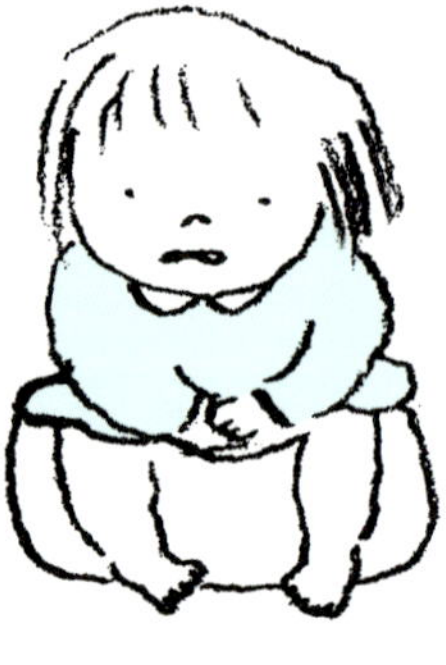

妊娠の喜びもつかの間、切迫流産で入院。先生に「赤ちゃんが超音波に写らない」と言われ、大きなショックを受けました。点滴を受けながら赤ちゃんに一生懸命話しかけた日の夜、生後3～4カ月くらいの女の子が夢に現れました。「どうして超音波に写らないの?」と聞いたところ、このような答えが返ってきて驚きました。1週間ほどして切迫流産も落ちつき、退院前日の夜、赤ちゃんはまた夢に現れ、「きょうは写るよ」と教えてくれました。翌日、超音波検査をしたら赤ちゃんはちゃんと写っていて、心臓が動いているのまでわかりました。うれしくて涙があふれました。

ぼくは、おかあさんと
こうしていつもいっしょにいられるだけで
ほんとうにしあわせなんだ。

おかあさんが（子宮筋腫を）ときどきいじめるから、
ぼくがときどきあっためてあげているんだ。

小林ぽんちゃん（胎名。妊娠5カ月、おなかの赤ちゃんに語りかけているとき）

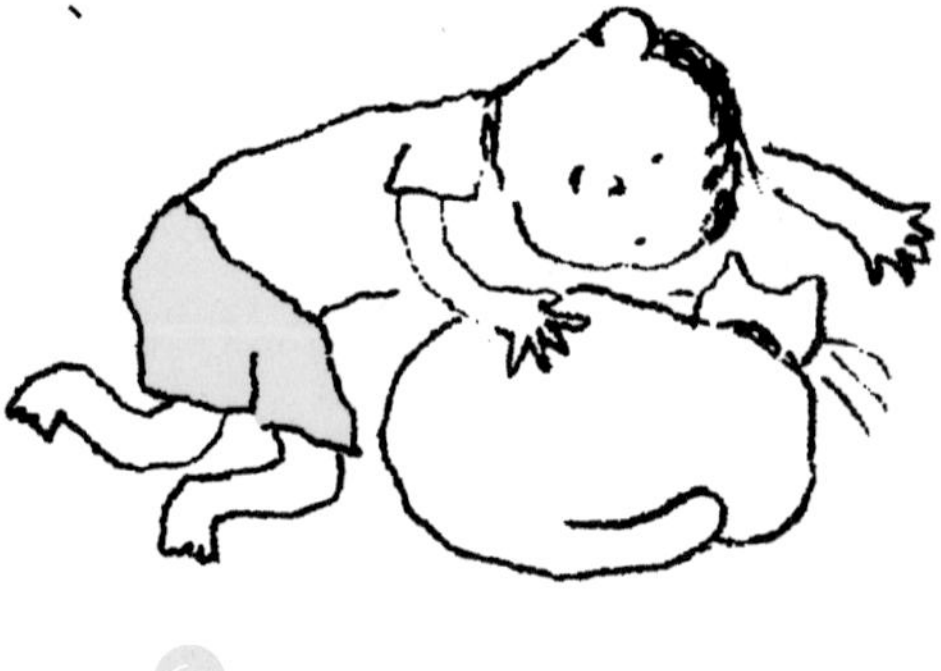

おなかに手をおいて赤ちゃんに語りかけていると、声のようなものが心に浮かんできました。同時に、幼い姉弟が軍服を着た男性に引き離されているイメージが浮かび、姉が私、弟がぽんちゃんだと気づきました。仲のよい姉弟で別れがつらかったので、ぽんちゃんは今、私といっしょにいられることを喜んでいるのだとわかりました。

私には子宮筋腫があるので、ぽんちゃんに聞いてみると、「いっしょにいるよ。でもまだ冷たいよ」という言葉とともに、筋腫をやさしく包む赤ちゃんのイメージが浮かびました。私が自分を責めたり否定したりすると、筋腫は冷たくなってしまう。それを批判もせずあたためてくれる赤ちゃんの愛に、感謝でいっぱいになりました。

生まれるのははじめてで、ずっとどきどきしていた。
かのんちゃん（いとこ）が、
いつも手をひっぱってたすけてくれた。
かのんちゃんは
「あっちのママをえらぶと
下でまたぜったいに会えるから、
先に行って待ってるね」
と言って、おりていったの。

春尾ゆうきくん（妊娠後期、おかあさんがリラックスしているとき）

第1子のかずきが空にかえって、私が悲嘆に暮れていたとき、かずきは「ママに赤ちゃんを連れてくるね」と約束してくれました。ゆうきを授かる前、おなかの中から「ここから外をのぞけるよ」というかずきの声と、それに答える子どもの声が聞こえたこともあります。母は、私に赤ちゃんが授かるように花供養をしていました。また、愛犬ががんになったとき、母は「赤ちゃんを連れてきて」とお願いしてくれました。そして、愛犬が亡くなった2週間後に妊娠がわかり、さらにその1週間後、私は愛犬が背中に赤ちゃんをのせて連れてきた夢を見たのです。ゆうきは生まれるのがはじめてで不安がっていたようなので、お兄ちゃん、お花、愛犬が助けてくれたのだと思います。ゆうきは今9カ月、犬が大好きです。2歳半になるいとこのかのんちゃんは、ゆうきをとてもかわいがってくれます。

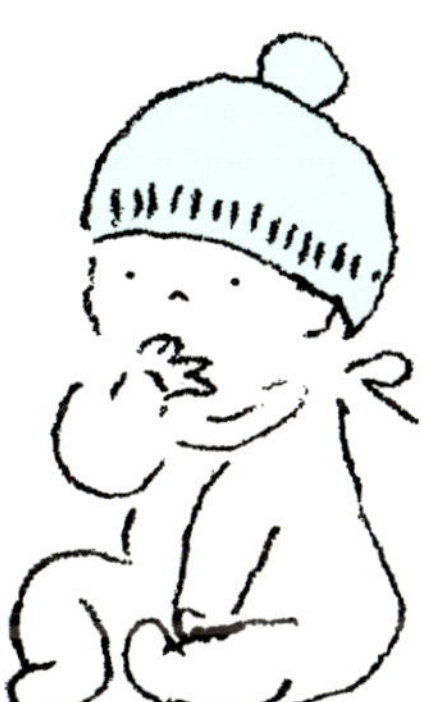

龍佑
みう

八橋みうくん（妊娠8～9カ月、不思議な雷とともに）

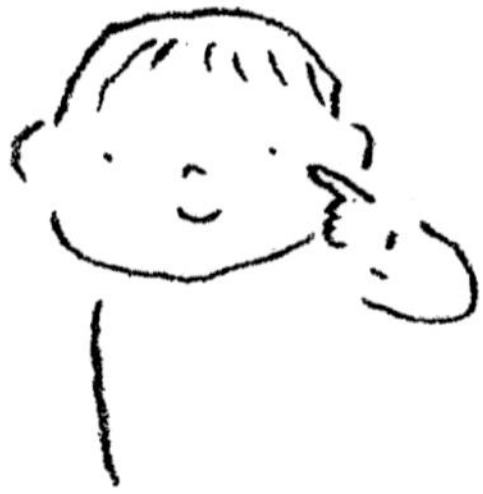

おなかの赤ちゃんにはよく話しかけていましたが、答えを感じとれないでいたとき、夜中にすさまじい雷で目が覚めました。立て続けに鳴り響くので、眠れずうつらうつらしていると、頭の中に「龍佑」という字が浮かんだのです。「読めない」と思ったとたん、ひらがなで「みう」と出てきました。不思議なのは、翌日聞いたところ、夫も近所の人も雷に気づかなかったというのです。気象情報を調べても雷の記録はありませんでした。

みうの妹も、おなかにいるとき名前を教えてくれました。候補が多くて迷っていると、「頼奈（らな）」という言葉がポンと浮かんだのです。その日、会社から帰ってきた夫も「名前を決めた」と言うので、同時に声に出したら、やはり「頼奈」でした。

意識すればおなかの赤ちゃんの気持ちを感じることができます

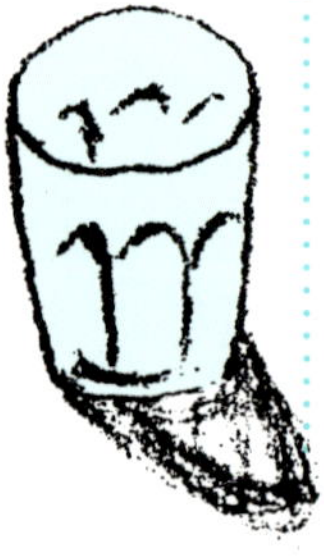

おなかの赤ちゃんが伝えたいことは、おかあさんがそう意識することによって、かなりわかるようです。夢や直観によって、赤ちゃんのメッセージを聞きとれるケースもあります。

おなかの赤ちゃんの気持ちを感じとるなんて、これまでの常識では想像できないことでした。そんな思いこみが、体験の幅を狭めていたのかもしれません。

おなかの赤ちゃんとのコミュニケーションは可能であることを知ったら、それまで「気のせい」としてかたづけていた不思議な体験を、あらためて思い返すおかあさんも多いのではないでしょうか。

さらに驚くことに、親と子のたましいの交流は、赤ちゃんがおなかに宿る前から始まっているケースもあるようです。

おかあさんとおとうさんの結婚式を見ていたというお子さんや、妊娠を先延ばしにしていたおかあさんに「ずっと待っていたよ」と抗議したお子さんもいます。また、おかあさんが中学生のとき、後にきょうだいになったたましいといっしょに会いに行ったというお子さんもいます。

あるおかあさんは、結婚前におとうさんに会ったとき、「この人が私のおとうさんよ!」と、懸命に語りかける女の子の声を聞いたそうです。

キューピッドはしばしば赤ちゃん天使の姿で描かれますが、もしかしたら、そのご両親から生まれるつもりの赤ちゃんが、ふたりを結婚させようと活躍しているのかもしれませんね。

このようなお話をすると、赤ちゃんを待っている方が、「どうして赤ちゃんは私を選んでくれないのでしょう」と嘆かれることがあります。でも、赤ちゃんにも都合があるのではないでしょうか。もしかしたら、あなた自身が、子どもがいたらできないような別の使命をもって、生まれてきたのかもしれません。

待ち時間が長いとしたら、それにはきっと意味があるように思うのです。

column おなかの赤ちゃんと話してみよう❶

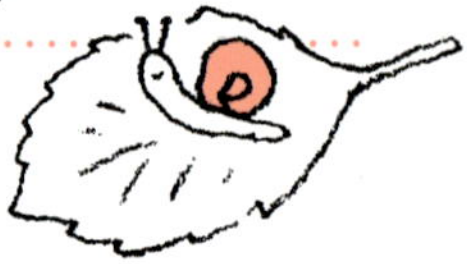

胎教の大切さが知られるようになり、おなかの赤ちゃんに話しかけるおかあさんは増えてきました。ぜひもう一歩踏みこんで、赤ちゃんの思いを感じとってみましょう。当たり外れにはこだわらず、遊び心で楽しんでください。ここでは、おなかの赤ちゃんとお話しする方法をいくつかご紹介します。

・キックゲーム

赤ちゃんは明確な意思をもって、おなかをけっています。赤ちゃんがおなかをけったら、おかあさんもおなかをやさしくたたいてこたえましょう。「○回たたいたら、○回けり返してね」と言っておなかを軽くたたくと、赤ちゃんも同じ数だけけり返してくることがあります。慣れてきたら、「イエスなら1回、ノーなら2回けってね」などと約束し、赤ちゃんとコミュニケーションすることもできます。

・直観を発揮する

妊娠すると直観が鋭くなるので、少し意識するだけでかなりのことを感じとれるようになります。「気のせいかもしれませんが」と言いながらも、赤ちゃんの思いがわかるというおかあさんは少なくありません。直観を発揮するには、心身ともにリラックスして、赤ちゃんの声を「感じる」ようにするといいでしょう。

(p.84に続く)

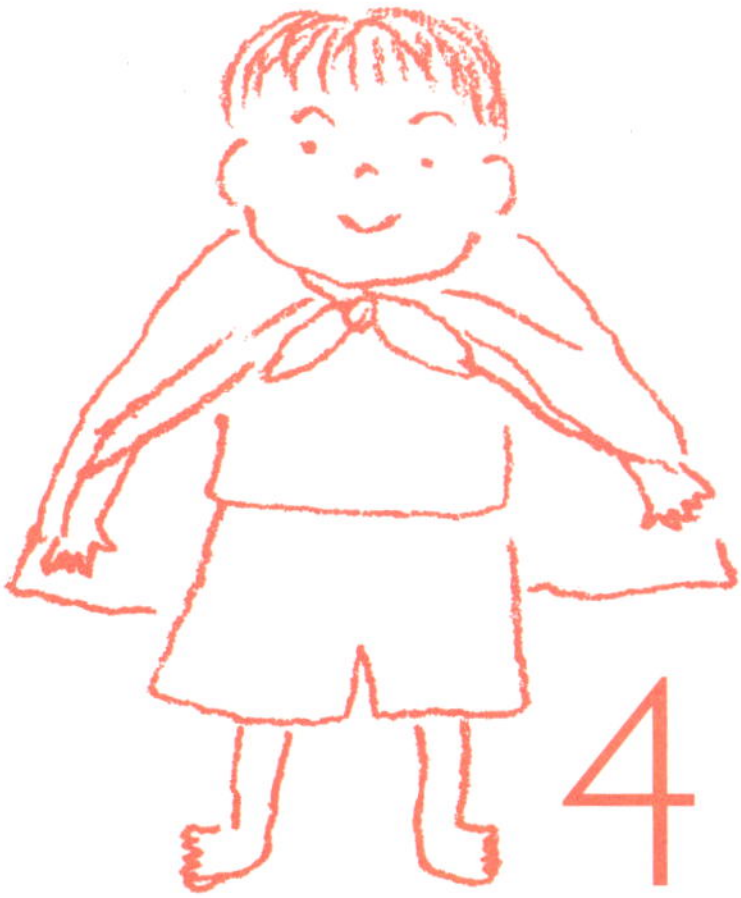

4

自分のからだを選んだわけ

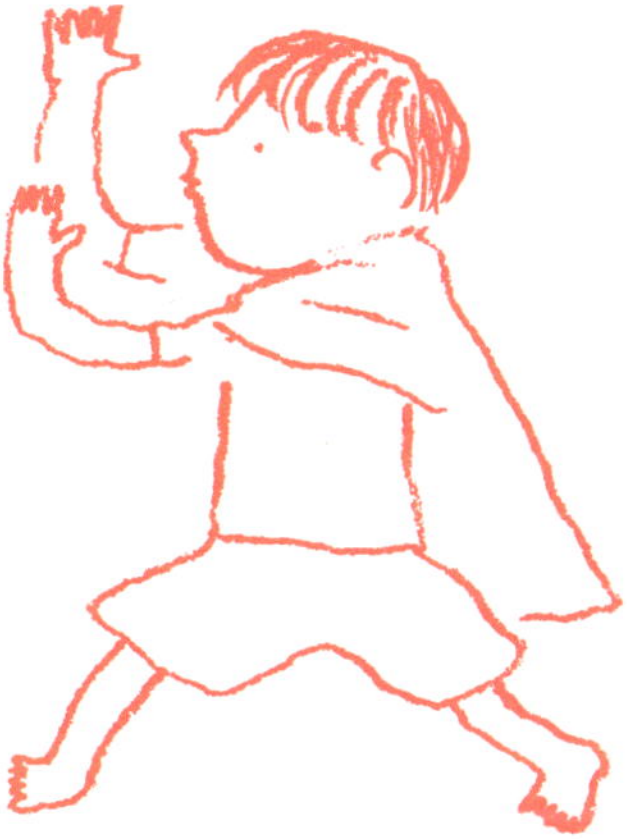

（ママのおなかの中おぼえてる？）
はぁい。
（よかった？）
あかんかった。
（それで早く出たん？）
早く出た。
（それ失敗やった？）
成功した。

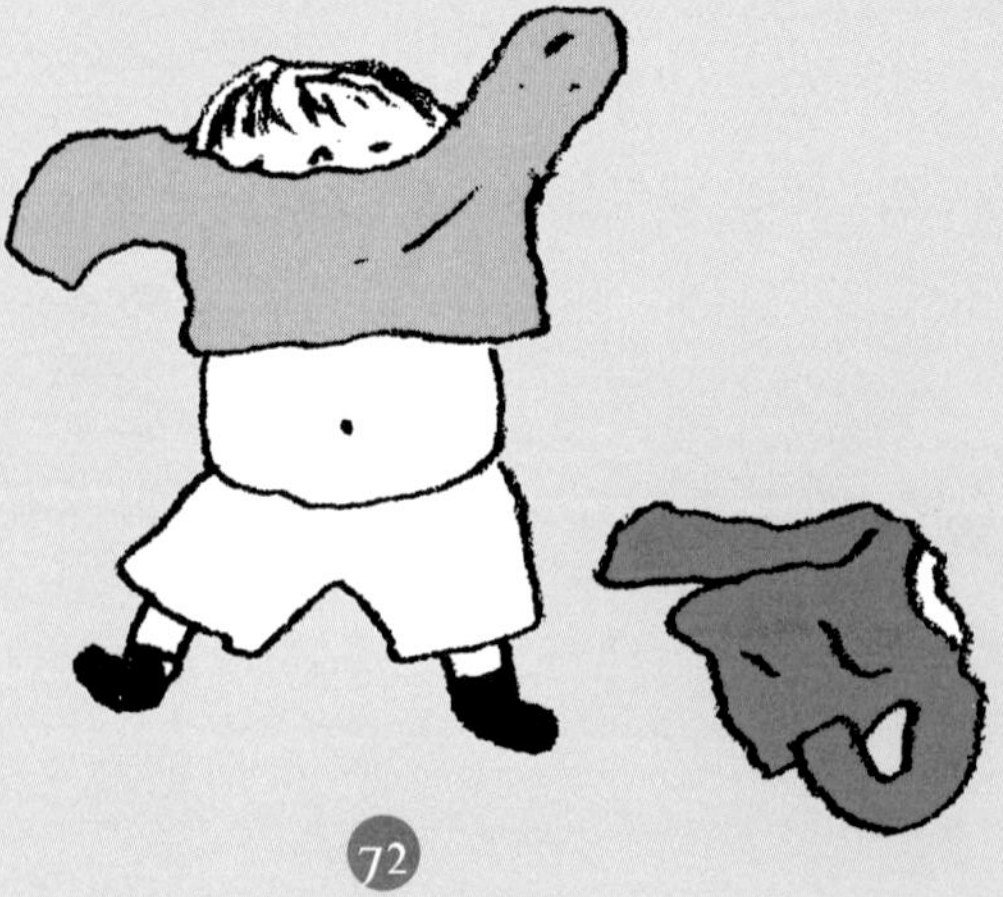

堀内ゆうきくん（4歳6カ月頃）

抱っこをして、さりげなく聞いてみたときの会話です。息子は、出産時の胎盤早期剝《はく》離《り》によって脳性麻痺《まひ》の障がいが残り、言葉は遅れ気味です。

私にはなんとなく思いあたることがあります。20年前、私が高校生のときに、いとこが胎盤早期剝離で母子ともに亡くなりました。私は出産が怖くなり、子どもなんて産みたくないと思っていました。しかし、結婚直前に卵巣の病気にかかり、「早く子どもをつくって、その帝王切開で卵巣をとるのがいい」と言われました。その後すぐに授かったのが息子です。息子は、20年前に棺の中で見た赤ちゃんにそっくりでした。「私のところに来たのね」と思いました。また、息子が生まれる少し前に、「障がいのある子のママになるのでは……」とふいに思ったこともありました。

彼にとっては、生まれてこれたことが「成功」だったのでしょう。障がいがあっても生まれたかった、みんなに会いたかった、という思いを強く感じました。この言葉を聞いた今、私は息子を育てる意味がわかったような気がしています。

ママ、パパに、会いたかったよ。

よろこんできたよ。
自分で決めてきたよ。
学ぶためにきたよ。
これからも学んでいきます。

(自分のからだは)
自分でえらんだよ。
たいへんだから、えらんだの。
たいへんだとおもしろいから、えらんだの。

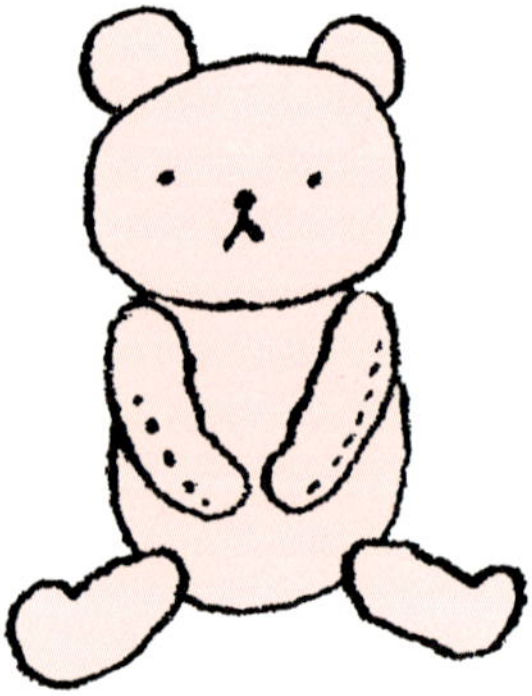

（空から見たとき）ママはれん（いとこ）とあそんでいたよ。
（空には）赤ちゃんがいたよ。男の子。
（いっしょに）あそんでいたよ。本を読んだり。

（ママとパパを）とても尊敬しています。
あいしています。

ママを（先に）見つけてパパと会わせたの。
ママの子どものころから見ていたよ。
ずっといっしょ。
ママをさがすのは
とてもとてもたいへんだったの。
のあのママはママしかいない。
パパの子どものころも見ていたの。
パパはやさしくて強いから。

のあはかみさまに会ったことあるよ。
とてもとてもすごくて、えらいひと。
みんな、会ったことあると思うよ。
「がんばって生きなさい」と言われたよ。

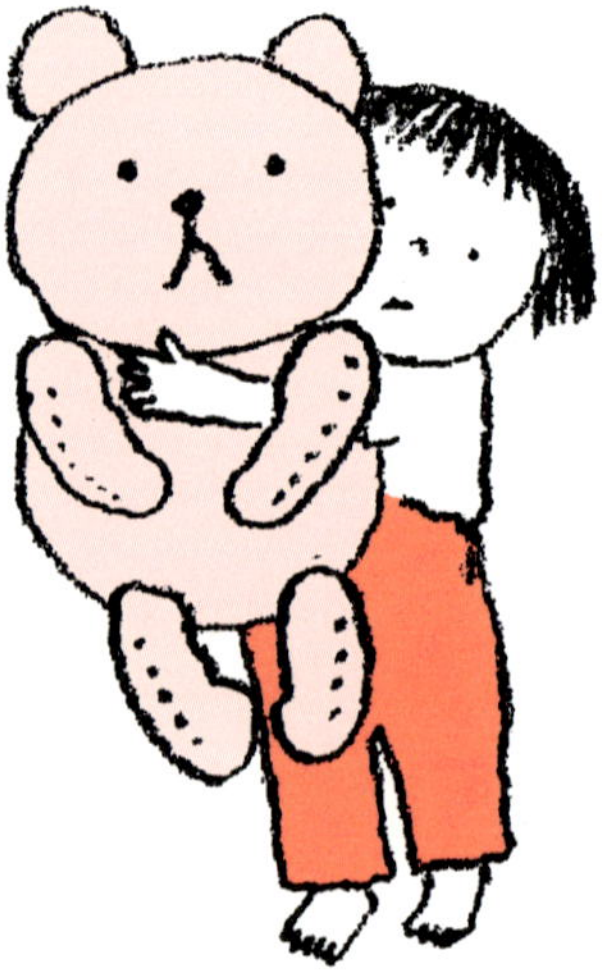

銭《せん》のあちゃん（3歳8カ月）

私の質問に文字盤(あいうえお表)を使って話してくれました。「障がいは子ども自身が決めて生まれてくる」と考えるのは、私の責任転嫁ではないかという自責の念もありました。けれどしだいに、この子たちは自ら学びを得て、親や周囲の人を大きく成長させるため、強い決意と勇気とともに生まれてきたと思うようになりました。夫に対しても「私と結婚しなかったらこんな苦労はなかったかもしれない」と申し訳なく思っていたので、「ママとパパを会わせた」という娘の言葉には心が軽くなりました。

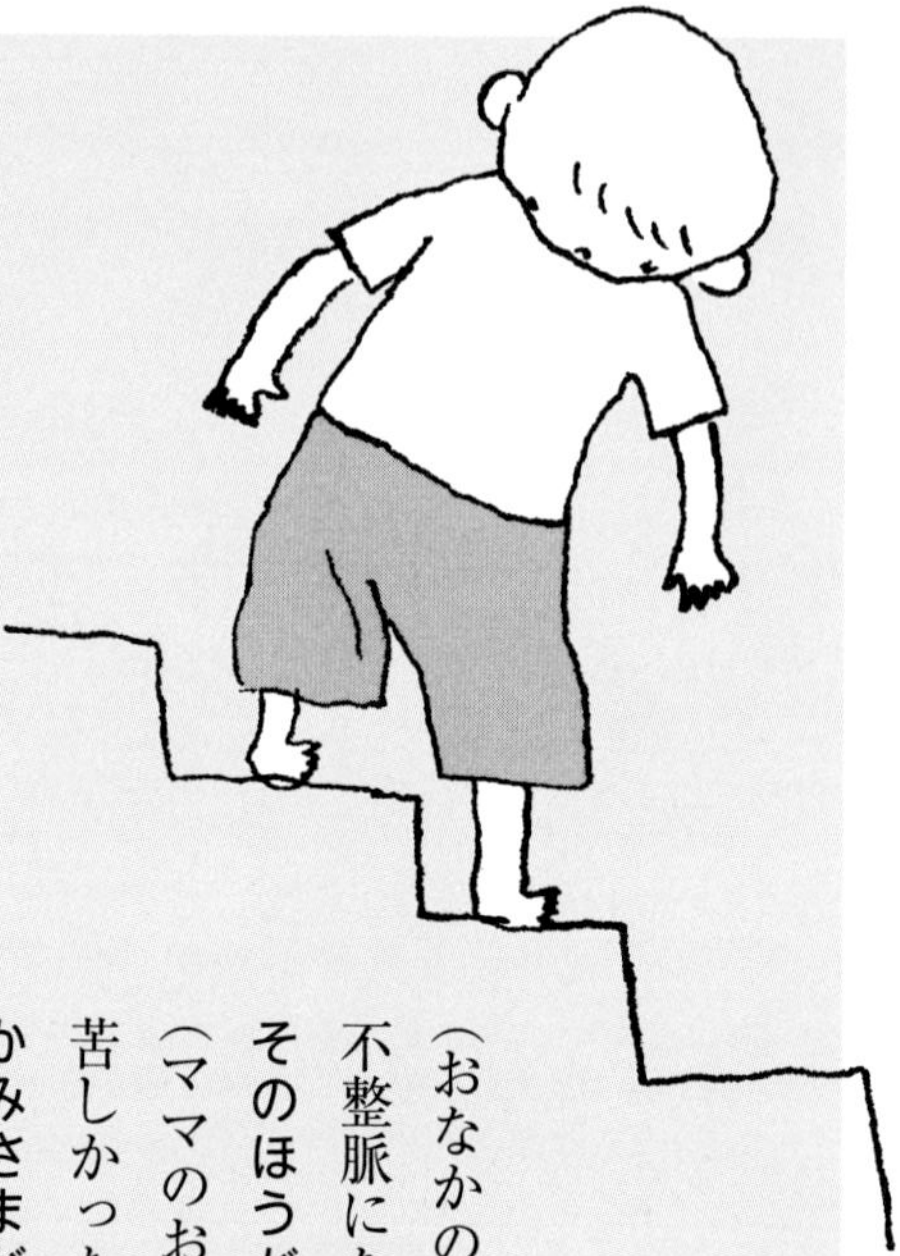

（おなかの中にいるとき
不整脈になったのはどうして？）
そのほうがおもしろいと思ったから。
（ママのおなかを切って生まれたけど
苦しかった？）
かみさまが
「早く出ないと大きくなれないよ」
って言った。
ひっぱりだされるだけだから、
こわくなかった。
いたくなかった。
（でも、それで肺の病気になっちゃったね）
それは決めてなかったんだ。

（ぜんそくになったのは？）
決めてきた。
だって、なおすのがおもしろいからね。ママ、ごめんね。

（赤ちゃんのとき病気で生まれたのはどうしてかな？）
ずっとずっと、しあわせになるためだよ。

（でも、いたい治療をしていっぱい泣いちゃったよね）
それは、赤ちゃんはことばをしゃべれないから。
かみさまに
「もっと大きくなりたい。おにいちゃんになりたい」
っていうおいのりだったの。
それでかみさまがおねがいをきいてくれたから、
ぼくはこんなに大きくなったんだよ。
だから、ぼくが泣いても、
ママはかわいそうって思わなくてよかったんだよ。

病気でも病気じゃなくても、（人は）しあわせになれる。
だから、病気になっても、病気にならなくても、
どっちでもいい。
それに、病気になると、
そのぶん強くなれるんだよ。

（自分の中でいちばん気に入っているところはどこ？）
ペースメーカを入れているところ。
だって、からだが軽くなったから。

ぼく、自分が大好きだ。
自分のからだが、大好きだ。
自分のからだ、ありがとう。

印鑰《いんやく》りおくん（4歳／6歳／7歳／8歳）

宇宙の話や神さまの話をよくしてくれます。7歳のときは気胸《ききょう》になり、激痛で1週間身動きがとれなかったのに、痛みの合間には「ぼくは強いから、ぼくが苦しいときもつらいときも、みんな心配しないでよろしい」「安心したまえ」「大さわぎしないでけっこうだ」と笑顔でくり返していました。生まれる前、「ママとたくさんお話しする」と神さまに約束したそうで、「みんなが元気になるハートの本を作る」と言っています。

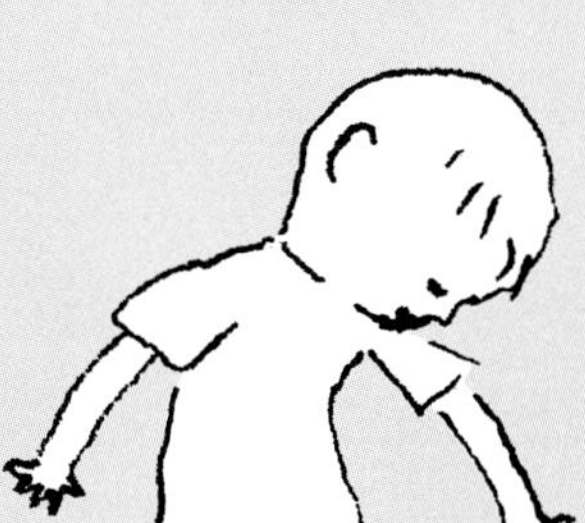

「いっしょに挑戦してくれる人」として選ばれたのかもしれません

人生にはさまざまな試練がありますが、もっとも大きいチャレンジのひとつに、障がいや病気があります。

赤ちゃんに先天性の病気があると、おかあさんは嘆き、自分を責めてしまいがちです。「健康なからだで産んであげたかった」と悔やむのは、母親としての情の深さゆえでしょう。

ところが、生まれる前の記憶によると、子どもたちは病気を含め、自分のからだを選んでくることもあるようです。

地上では、快適かどうかが価値基準になりがちです。けれど、たましいの視点では、どんな学びができるかが重要なポイントのようなのです。

試練の多い人生は、飛躍的に成長をとげるチャンスがあるので、あえて障

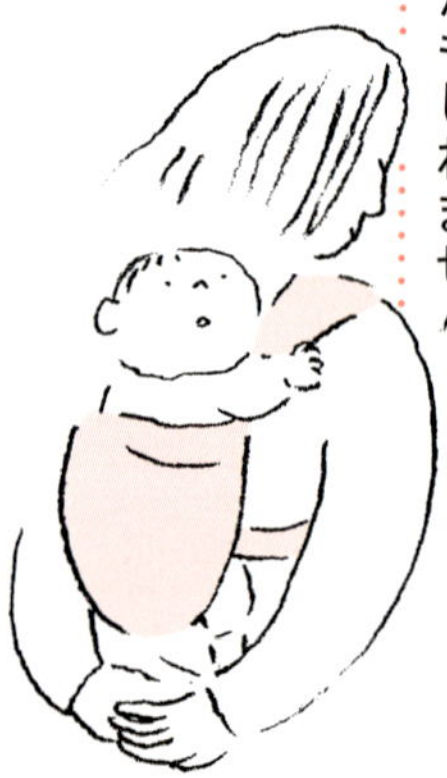

がいや病気を選ぶ赤ちゃんもいるようです。そして、「このおかあさんなら、いっしょに人生の挑戦に取り組めるはず」と、最高の信頼を抱いて、自分が見込んだおかあさんのもとにやってくるのです。

あるおかあさんは、「わが子は先天性の病気で、ずっと『申し訳ないことをした』と思っていました。でも、あの子はあの子なのであって、私がそう思うのは失礼ではないか、と気づきました」と語っています。

障がいがわかったばかりのときはとても余裕はないでしょうが、いつかきっと、「うちの子がうちの子でよかった」と心から思える日がくるはずです。そのときこそ、お子さんはおかあさんに、「愛」というプレゼントをわたせるのではないでしょうか。

ご家族は、お子さんとともに難題にチャレンジする中で、命の尊さや愛の輝きに気づきます。お子さんをとおしてさまざまな出会いに恵まれ、幸せのありかを知ることができるでしょう。

そんな意欲的なたましいとご家族にまわりの人がすべきことは、果敢なるチャレンジが成功するよう応援することであり、その子たちの勇気から学ぶことなのだと思います。

column おなかの赤ちゃんと話してみよう❷

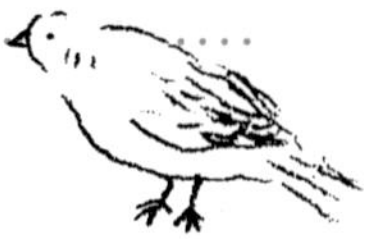

・夢を活用する

「生まれる前、ママの夢に出てお話しした」と言っているお子さんもよくいます。おかあさんがこれから生まれる子を夢で見るケースはかなり多く、赤ちゃん本人から性別や名前を告げられるかたもいます。夢はすぐ書きとめるようにするとしだいにあざやかになり、記憶に残るようになります。

・上の子に通訳してもらう

妊娠をおかあさんより早く気づいたという子はめずらしくありません。また「ママのおへその穴から赤ちゃんが見える」と言う子も、約3割くらいいます。幼い兄姉に「おへその穴からのぞくと赤ちゃんが見えるんだって。どんな様子か教えて」と頼むと、興味をもってのぞきこみ、いろいろ教えてくれます。お子さんにとっても、弟妹を迎える心の準備ができます。

・ダウジングを活用する

ダウジングは、無意識的な体の筋肉反応から答えを得る方法です。ダウジングをするには、振り子を下げてリラックスし、「ここは日本ですか？」「今ここで雨が降っていますか？」といった、答えが明らかな質問を思い浮かべ、正しいときと間違っているときの振り子の動きを調べます。振り子のパターンがわかると、どんな質問にも「イエス」「ノー」が出るので、赤ちゃんの気持ちを聞くことに応用できます。

5

べつの自分だった
ときのこと

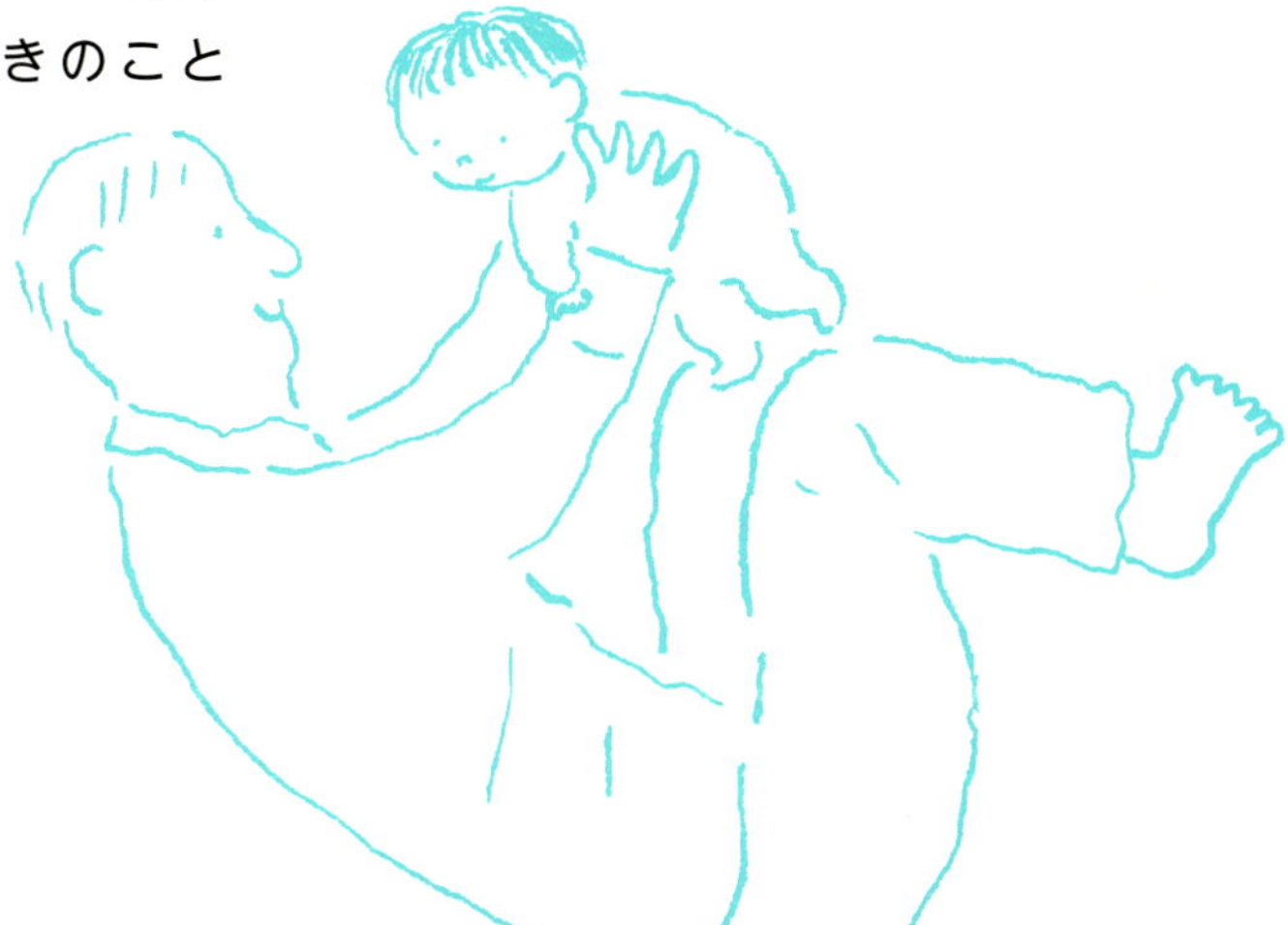

アメリカにいたとき、れんがのおうちだった。
ふたごだった。
ひこうきがばくだんを落として、
また、しんじゃったんだ。

まえもにげてにげて、
戦争でばくだんでしんだ。
雲がむかえにきてくれて、
「ああ、たすかった」と思って
上に行って、
それから日本にきたんだ。

くおんくん(5歳頃)

息子は、生まれる前のことも覚えていると言い、「雲の上にいた」「みんな、雲と綿がまじったのでいろいろつくって食べていた。おいしかった」「雲でできた銀色のやねの家があって、みんなでまわりでマルになったりバツになったりしてあそんでいた」などと言っています。

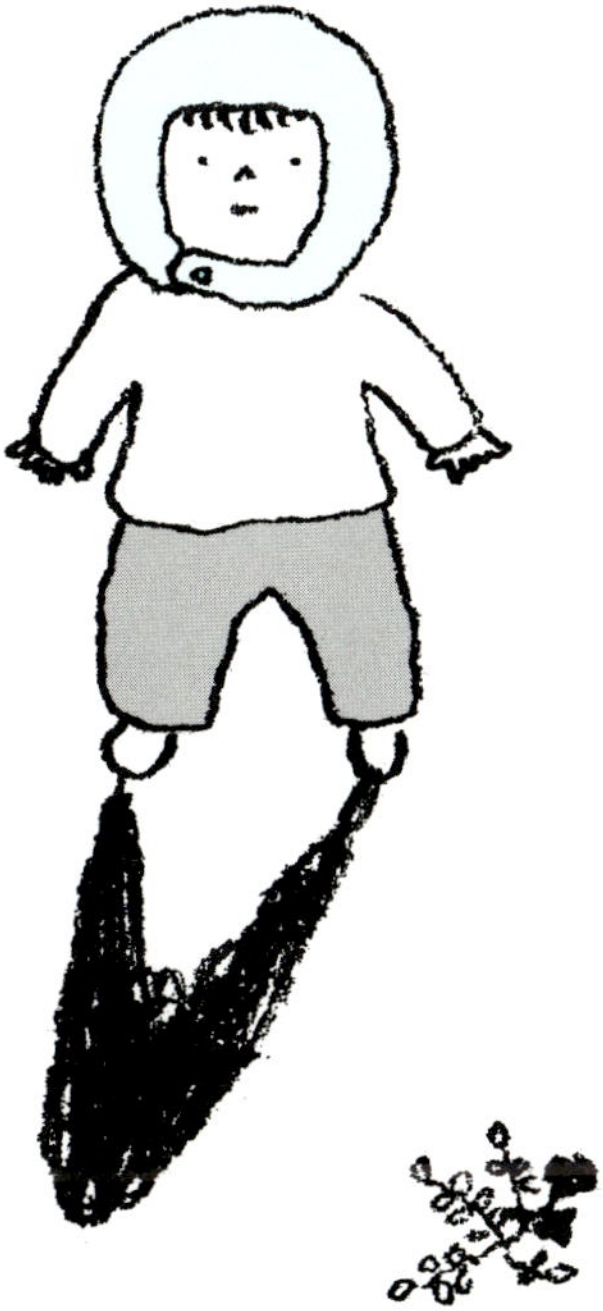

雲の上からおりてくるまえに
インドで英語を話していて、
むずかしいことばもつかっていたのに、
ママのおなかに入ったら話せなくなった。
ママに英語を教えてもらおうと思っていたのに、
ママがすこししか話せなくてこまってる。
しかたなく日本語をおぼえたので、日本語がにがてなの。
わたしは英語をならいたいの。

インドにいるとき、おでこのまん中に赤いあざがあって
ずっといやだった。
とってくれて、ありがとう。

インドでは、
パパと9さいのおにいちゃん、2さいのわたし、

おじいちゃん、おばあちゃん、サビという犬がいた。
インドのママは、病気でねつを出して家にいなかった。
だっこしてもらえなくて、さみしかった。

インドでは、海でおよいだり、さかなをバケツでとっていた。
いつも、パパとおにいちゃんと犬で、おふろに入ってた。

カレーだけでなくて、ハンバーグのようなものも食べていた。
はしはないけど、フォークとスプーンはあった。
(ママは)おかゆのようなものを食べていた。

おでこのマークの色は赤だった。
クレヨンのようなものでかいていた。
ずれないようにするのがたいへんだった。

（しんだあとは）雲の上に行って、
それからママのおなかに入った。
左手のおやゆびからまっすぐ入ればいいんだよ
右手からは入れない。
ほかのゆびはしまっていた。
おやゆびがひらいていて、セーフ。

左手から入って、肩をとおって右手に行って、
手のこうですこし休んでから、おなかに行った。
大きさは、入るまえはボールペンのおしりくらい。
おなかに入ってから大きくなる。

（インドにいたころの）
たんじょうびと同じに日に生まれたかったけど、
むりだったので、

日にちだけ同じにして生まれることにした。

笠間あかねちゃん（3歳10カ月頃）

娘は言葉が遅くて心配していたところ、娘がその理由を説明しようとして、ふいに語り始めました。これまで家族はインドの話をしたことはありませんし、普通に考えると、この年齢の子はインド人が英語を話すことすら知らないはずです。また、娘はおでこの中心に単純性血管腫があり、レーザー治療をしています。インドのかたは確かにそこにしるしをつけていますが、娘に言われるまですっかり忘れていました。

娘は、インドでの家族の名前や風貌、自宅や近所の様子も詳細に語っています。自宅にはパソコン、テレビ、炊飯器、ピンクのソファ、白い車などがあり、玄関側の外壁はピンク色で、シンボルマークのような動物が描かれていたそうです。当初は夢物語として聞いていましたが、話がどんどん具体的になって、ぶれがないので、本当の記憶かもしれないと思うようになりました。娘が過去に、おかあさんの病気のためさびしい思いをしていたのだとしたら、私がその望みを叶えてやれたのはよかったです。

過去生の記憶はさまざまなことを教えてくれます

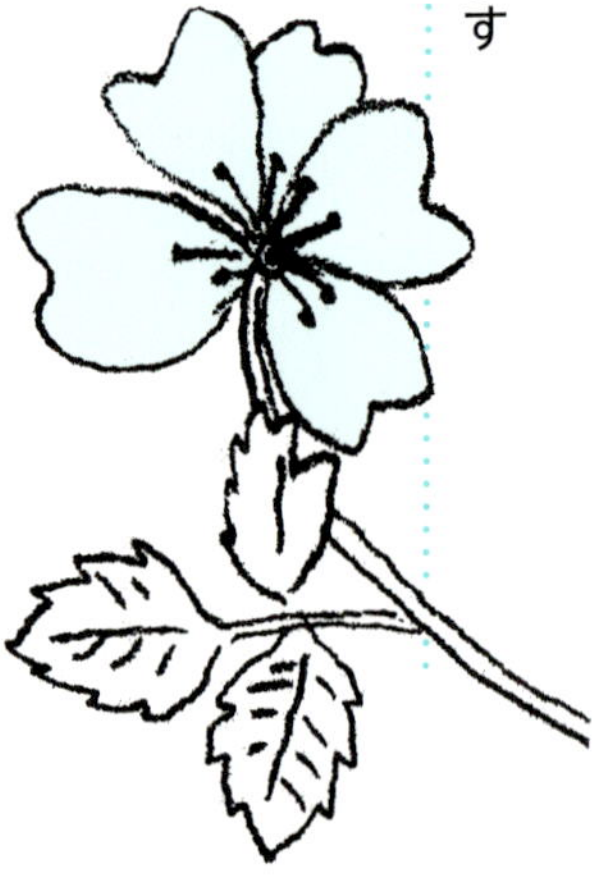

「生まれる前の記憶」の中には、かつて別の自分として生きていた記憶、すなわち過去生記憶があります。「人は転生を重ねながら学びを深めていく」という思想は、古代から世界中に存在します。

チベットでは今でも、高僧が亡くなると生まれ変わりの子どもを探し、後継者にします。候補となった子どもには、高僧が生前使用した品物をいくつか見せて選ばせる試験もおこなわれているそうです。

過去生記憶の興味深いところは、完全な科学的実証はできなくても、ある程度、調査による裏づけをとれる点にあります。アメリカでは、子どもの記憶にもとづいて研究者が現地におもむき、証言との一致が確認されたケースがいくつもあるようです。

拠《よ》り所となる思想がほしいけれど、見えない世界を信じきれない人にとって、過去生は科学的であるようなないような、中途半端なテーマです。だからこそ、輪廻転生《りんねてんしょう》に対する関心が根強くあるのでしょう。

私は、過去生記憶を含む生まれる前の記憶は参考書のようなもので、思い出せないのが本来の姿だと思っています。けれど、今あまりにも価値観が混乱し、人々がたましいの存在を忘れてしまったので、そんなヒントを携えて生まれてくる子どもが増えているのかもしれません。

私は何人ものおかあさんから、お子さんの語る過去生記憶を聞いていますが、どのおかあさんも最初は戸惑いながらも、結局はお子さんの言葉をすんなり受け入れていることが印象に残っています。

輪廻転生の思想は、肉体が滅びればすべておしまいというのではない、次元を超えて成長していく喜びに気づかせてくれます。また、日本の伝統では血のつながりが重視されますが、血縁だけでなくたましいの縁もあるということを、あらためて教えてくれます。それは、子どもを親の所有物にしない子育てを考えるうえでも、ヒントになるように思います。

column 赤ちゃんはどうして泣くの?

おなかがすいた、眠い、おむつがぬれた、体調が悪いなどの一般的な理由のほかに、考えられる原因をあげてみました。

・おかあさんの食事に問題がある(おっぱいがまずい)

母乳の味は、おかあさんの食事によって変わります。肉や甘いものをとりすぎるとどろっとした母乳に、野菜中心のあっさり味の和食では、さらさらしてほんのり甘い母乳になります。

・つらかったときのことを訴えたい

生まれた時間になると泣く赤ちゃんに、「生まれたとき○○だったのがいやだったの?」と、思い当たることをひとつひとつ聞いてみたところ、ぴたりと泣きやんだケースもあります。対等に語り、共感してあげると、赤ちゃんは納得できます。

・暗闇がこわい、ひとりぼっちがこわい

闇をこわがる子には、明かりをつけましょう。ひとりぼっちがこわい子には、抱っこしたり背中をさすったりして「大丈夫よ」と声をかけてあげます。寝ているときに体のどこかにふれていると、しだいに落ち着いてきます。

・霊的な問題

霊的に敏感で、霊を感じて泣いているケースもあります。軽くゆすって意識を体にはめてあげたり、「天使さんに守ってもらおうね」と語りかけたりするといいでしょう。ラベンダーのアロマオイルをティッシュに含ませてかがせるのも役に立ちます。

6

さよならした赤ちゃんが教えてくれたこと

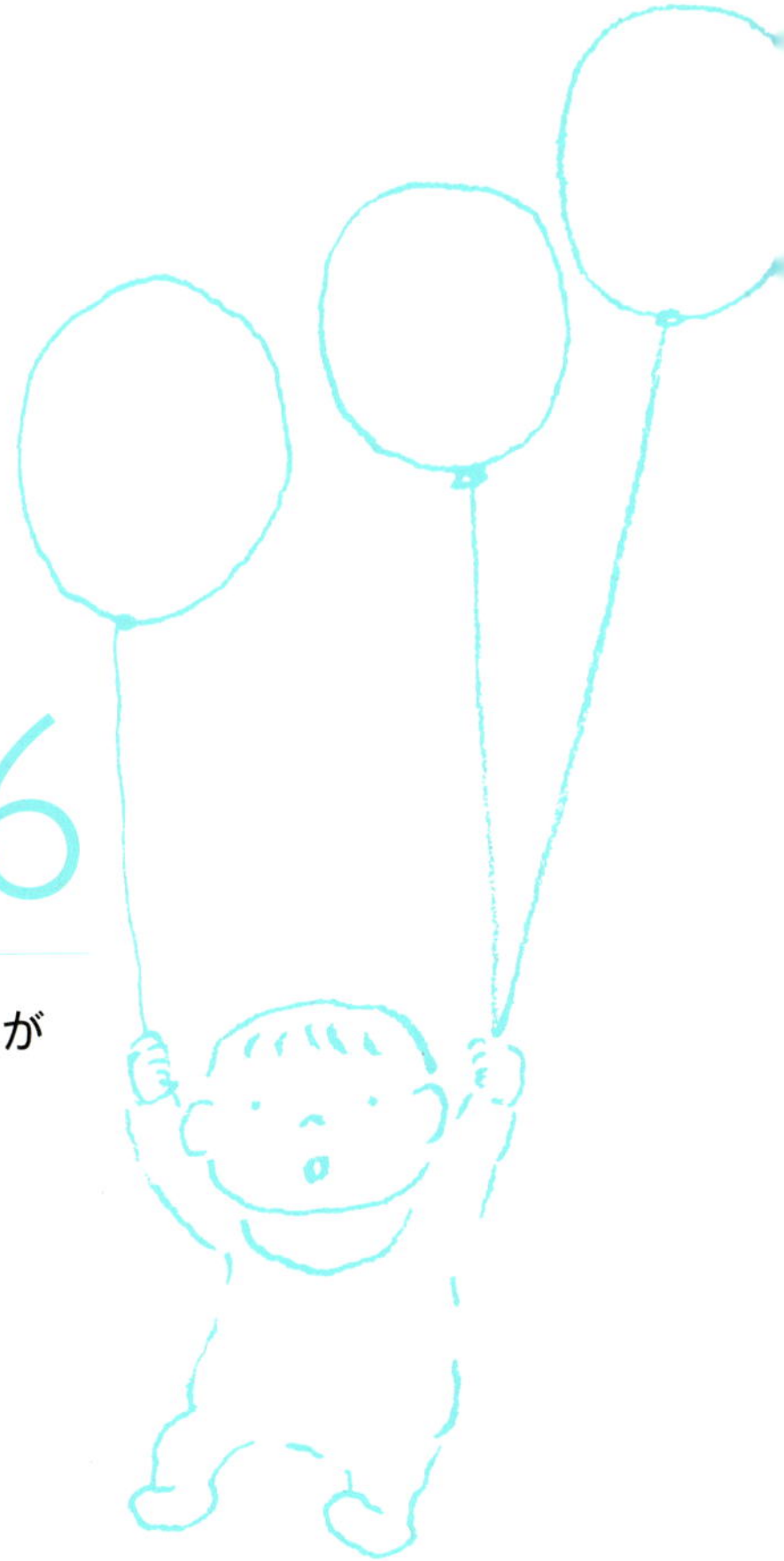

＊この章の語り手はおかあさん、コメントは池川です。

妊娠4カ月のとき、不思議な夢を見ました。

おなかにいるはずの赤ちゃんが、なぜかふとんに寝ているのです。「どうしたの?」と私が尋ねると、赤ちゃんは「ちょっとね」と答えました。それから、私は赤ちゃんを抱っこしたり、おっぱいをあげたりして、いっしょに過ごしました。

ところが、少し目を離したあいだに、赤ちゃんの姿は消えていたのです。その場にいた母に「赤ちゃんはどこ?」と尋ねると、母は「『今回は出てくるのがちょっと早すぎた。また来るね!』と言って、どこかに行っちゃったわ」と教えてくれました。

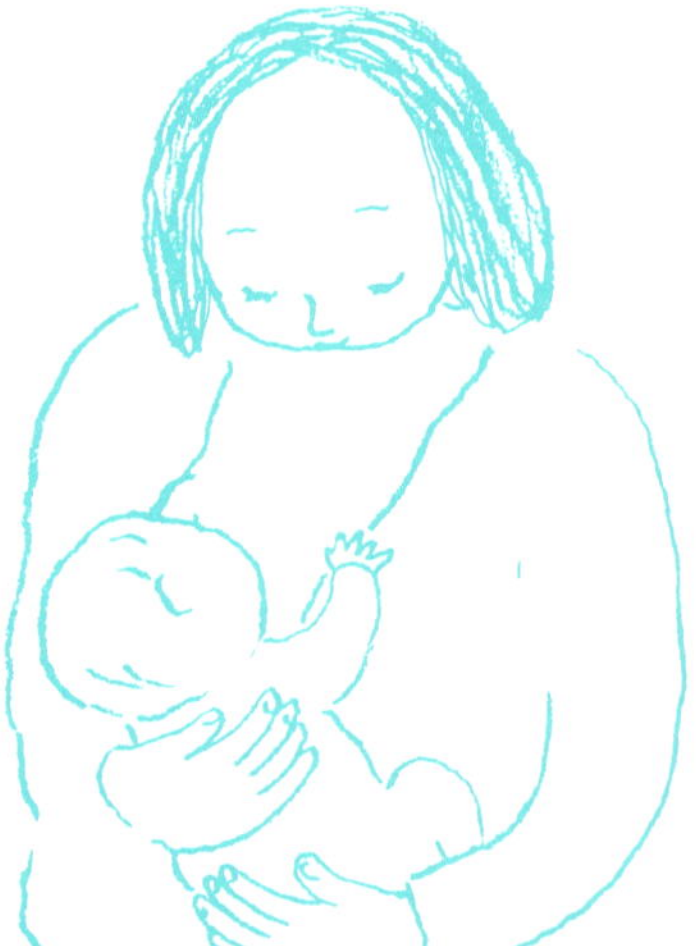

夢を見たときは、あまり気にしていませんでした。けれどその後、健診で赤ちゃんが無頭蓋症《むとうがいしょう》と診断されたとき、夢のイメージがよみがえりました。結局、赤ちゃんは予定日を待たず、早く空にかえることになりました。今振り返ると、あの夢は偶然ではなく、赤ちゃんからのメッセージだったように感じます。

さよならはとても悲しいです。けれどそれ以上に、赤ちゃんには感謝の思いでいっぱいです。赤ちゃんからは、妊娠できた喜び、小さな命に出会えた感動、そして誕生は奇跡なのだという気づきなど、多くのことを教えてもらいました。

赤ちゃんが私たちに伝えたかったことを大切にし、「また来るね」というメッセージを信じて、これからの日々を過ごしていこうと思います。

空にかえる前、赤ちゃんが夢やインスピレーションの中に現れて、おかあさんにお別れを告げることがあります。たとえ期間は短くても、親子という関係を選ぶ縁の深さに、心を打たれます。（池川）

妊娠6カ月で、赤ちゃんの心臓は止まってしまいました。

ショックでしたが、おなかの中で赤ちゃんが亡くなっていた頃から、なぜか小2の次男と中1の長女が私にまとわりつくようになっていたので、ずいぶんなぐさめられました。

私たちは、おなかの赤ちゃんを「大和」と呼んでいました。次男は、私が流産の手術から退院した日の夜、寝言で「大和、そんなに食べられないよ」と楽しそうに話していました。夢で弟と会っていたのかもしれません。

4カ月後、長女の誕生日に、ふたたび妊娠がわかりました。予定日は大和の命日で、もどってきてくれたのだと感激しましたが、10週でまた雲の上にかえってしまいました。

主治医の先生は、2度も流産が続いたので、「赤ちゃんはママを守ってくれたのでは。お産になっていたら、ママの命が危なかったのかもしれません」とおっしゃっています。

私は流産後、「ママー」と呼ぶ、大和の元気な声を聞いたこともあります。つらい体験でしたが、大和のおかげで家族みんなが成長しました。

次男は「命って難しいんだね」と理解してくれました。そして、「ぼくはママを守るために生まれてきた」と言ってくれました。

私はもともと看護師をしていましたが、長く現場から遠ざかっていました。でも、大和が「ママの経験を生かして働いて」と後押ししてくれたように感じ、流産後すぐに産婦人科外来で看護師に復帰しました。今後は、流産に関する冊子の設置を進めていくつもりです。それが私の役目なのかもしれません。

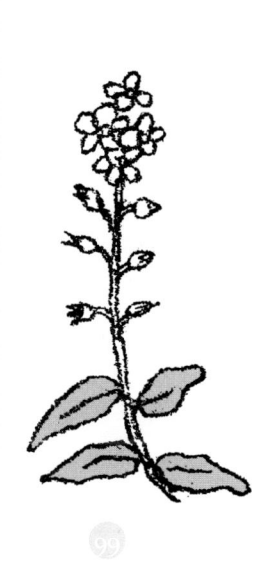

赤ちゃんが亡くなることで、おかあさんを助けるケースもあるようです。ある死産では、帝王切開したところ、子宮破裂が起きていました。赤ちゃんが破裂部分に頭を入れて血管を圧迫し、止血していたため、おかあさんは命拾いしたのです。大和くんも、おかあさんを守ってくれたのかもしれません。そして同時に、命をかけて、お兄ちゃんに生まれてきた目的を思い出させてくれたように思います。（池川）

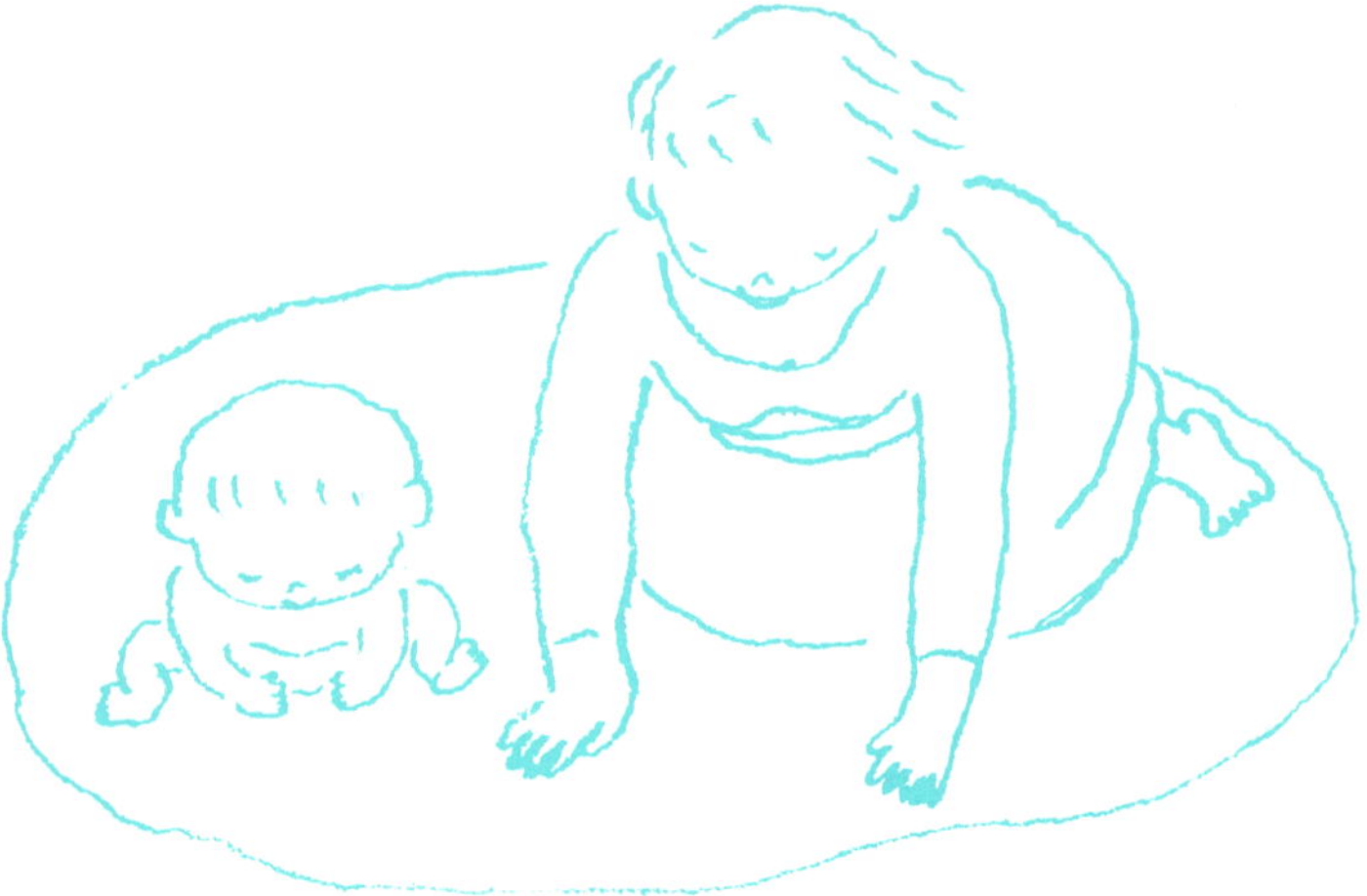

流産した翌年、もうすぐ3歳になる娘が、

「けいこちゃんの赤ちゃんが、上のおうちで生まれたよ！」

と言いだしました。

保育園の友だちの家に「けいこちゃん」という赤ちゃんが生まれたのかと思い、「『けいこちゃん』という名前の赤ちゃんに会ったの？」と聞いたのですが、何回尋ねても
「ちがうよ！　けいこちゃんの赤ちゃんが生まれたの！　上のおうちだよ」とくり返すばかり。

「けいこ」は、私の名前でもあります。

首をかしげるうち、ふと、流産した赤ちゃんに「早く新しい幸せな家族のもとに生まれてね」と語りかけたことを思いだしました。赤ちゃんは娘をとおして、「無事に生まれたよ」と報告してくれたのかもしれません。

私はもともと子ども嫌いでしたが、娘の出産をきっかけに、赤ちゃんのマッサージ教室を開いたり、子ども連れのかたでもマッサージを受けられる取り組みをしたりするようになりました。

娘は大きなギフトを運んできてくれました。そして、ふたり目を流産してからは、ほかの赤ちゃんやママの助けになりたいと、ますます強く感じるようになりました。

娘さんも、かえっていった赤ちゃんも、おかあさんに新しい人生という、すばらしいプレゼントを届けてくれたのですね。赤ちゃんが気づかせてくれた日々の幸せを、ほかのおかあさんたちにぜひ分けてあげてほしいと思います。（池川）

赤ちゃんの心臓が止まっているのがわかったとき、私は手術ではなく、自然に外に出てくるのを待つことにしました。

毎日語りかけ、「生まれたい日に生まれていいよ。でも、できれば、ママはちゃんと抱っこしたいな」と頼んでいましたが、1カ月以上たっても生まれる気配がありませんでした。

「気づかないうちに外に出ちゃったの?」と不安に思っていたとき、上の子どもたちと同じように陣痛がきて、するっと生まれました。赤ちゃんは5センチくらいの袋に包まれ、まるですやすや眠っているようでした。

とても不思議な感覚でした。悲しいはずなのに、なぜかあたたかい気持ちになったのです。

赤ちゃんが生まれたのは3月2日でした。私が、子どもたちの誕生日は覚えやすい日がいいと考えていたためか、ひとり目は5月5日、ふたり目は4月9日(旧暦4月8日のお釈迦《しゃか》さまの誕生日がよかったのですが、日付けが変わってすぐ生まれました)が誕生日です。

3人目の赤ちゃんも、私の気持ちをくんで3月3日を目指してくれたのかもしれません。けれど、3日は仕事で私が立ちっぱなしなので、前日の夜、自宅で生まれてくれたのだと感じました。
すんなり外に出てくれましたし、親孝行な子です。さすがわが子と、誇らしく、愛しく思います。

稽留流産（赤ちゃんの心臓は止まったものの、体は胎内に残っている状態）の場合、大きな問題がなければ、赤ちゃんが自然に外に出るのを待つこともできます。初期の赤ちゃんは透明の袋に包まれ、小さな白い魚のような姿をしています。「手の中でぬくもりを感じながら、宇宙との一体感を味わった」「神聖な存在にふれた気がして涙が止まらなかった」というおかあさんもいます。心臓は止まっていても、赤ちゃんはおかあさんとともにいて、愛のメッセージを贈ろうとしているのです。（池川）

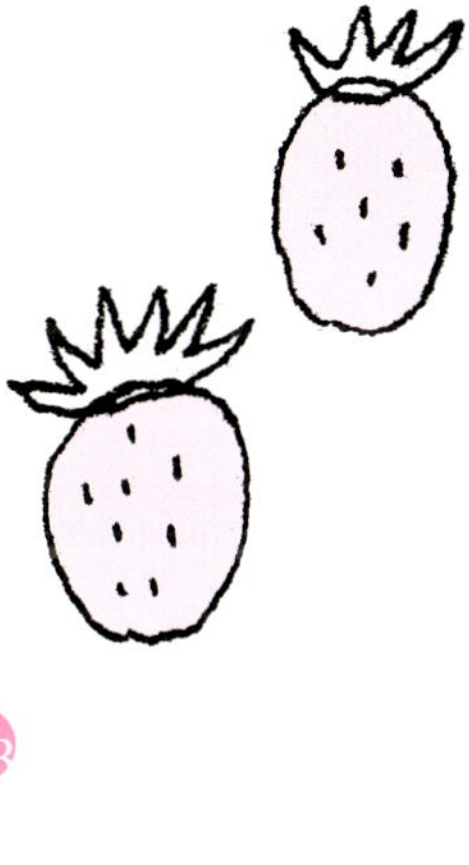

待望の赤ちゃんを授かった喜びもつかの間、10週目の健診で流産がわかりました。子育てに専念するつもりで、看護師を退職したところでした。「心拍が確認できません」と診断されたときは頭がまっ白になり、涙が止まりませんでした。

4日後、子宮内除去術を受けました。麻酔が効きすぎて、手術後は「死んだほうがまし」と思うほどの倦怠感と息苦しさを味わいました。からだのつらさは明け方にはだいぶよくなり、朝日を浴びながら「息ができるってありがたい。健康ってありがたいな」と感謝しました。

手術後、流産の原因が胞状《ほうじょう》奇《き》胎《たい》（胎盤の構成組織である絨毛《じゅうもう》が異常に増殖してしまう異常妊娠）だったことがわかりました。赤ちゃんを失っただけでもつらいのに、なぜそんなまれな病気になったのかと、悲しくて苦しくてこわくて、泣き暮らしました。

胞状奇胎の処置のため、ふたたび手術を受けることになりました。麻酔薬は変更してもらいましたが、やはり副作用が強く出て、数日間ひどい倦怠感、息苦しさ、不安感に苦しみました。

この体験で、順調に子どもを授かり出産するのは当たり前のことではないのだと、身にしみて思いました。また、命の尊さ、支えてくれた夫や両親に対する感謝、健康のすばらしさを実感しました。

流産の悲嘆に打ちのめされ、その後も病気の宣告や手術、今後の健康不安が続く中で、亡くなった赤ちゃんのことをゆっくり考えてあげられなかったと、自分を責めたこともあります。

けれど、赤ちゃんのメッセージは何だろうと考えたとき、「おかあさん、いつまでも元気でね」と伝えたかったのかな、と素直に感じられました。私は不規則な生活と運動不足を改善しなければと思いながら、日々の暮らしに流されていました。赤ちゃんは自分の命を犠牲にしてまでも、健康のありがたさを教えてくれたように思います。

私はこの流産で学んだことを忘れないように、日記をつけています。夫婦の会話も増えましたが、私の気持ちを聞いてもらうほうが圧倒的に多かったので、夫にも文章を書いてもらいました。

「赤ちゃんのことはショックだったが、それ以上に妻が心配だった。早く家に帰ってそばにいてあげたかった」(実際、職場を早退してくれました)

「産声をあげて生まれてくるはずだった命は、わずか8週で旅立ってしまった。あまりに小さな命だったけれど、妻との子どもは確実にここにいた」

「小さな赤ちゃんが教えてくれた命の尊さ、この気持ちをずっともちながら、まだ見ぬわが子に接していこうと思う」

口が重い夫ですが、今回のことでいろいろ感じたのだと思いました。

今後は定期的にホルモン値を検査しながら、経過を見ていかなくてはなりません。胞状奇胎は、まれに抗がん剤が必要になるケースもあると聞いています。元気な赤ちゃんを授かることができるのか、私自身、健康なからだにもどれるのか、不安はあります。

ただ、胞状奇胎の手術後、麻酔の副作用が抜けかけた頃に、病院のベッドの上で男の子をふたり授かる夢を見ました。幸せがこみあげ、うれしくて泣きながら夫にそう語ったことを覚えています。その晩は、なぜか子どもにつけたい名前が次々に思い浮かびました。

今は心の傷がすっかり癒えたわけではありませんが、赤ちゃんが教えてくれたことをかみしめながら、あのときの夢が正夢になるように祈っています。

ご夫婦ともに赤ちゃんのメッセージを受けとめていらして、赤ちゃんも喜んでいることでしょう。赤ちゃんが雲の上にかえると、おかあさんをかえって悲しませるのではとその話題を避けるおとうさんもいて、夫婦の気持ちがすれ違うこともあります。赤ちゃんが届けてくれる天国からの手紙を、ご夫婦そろって読むことができたらすばらしいですね。（池川）

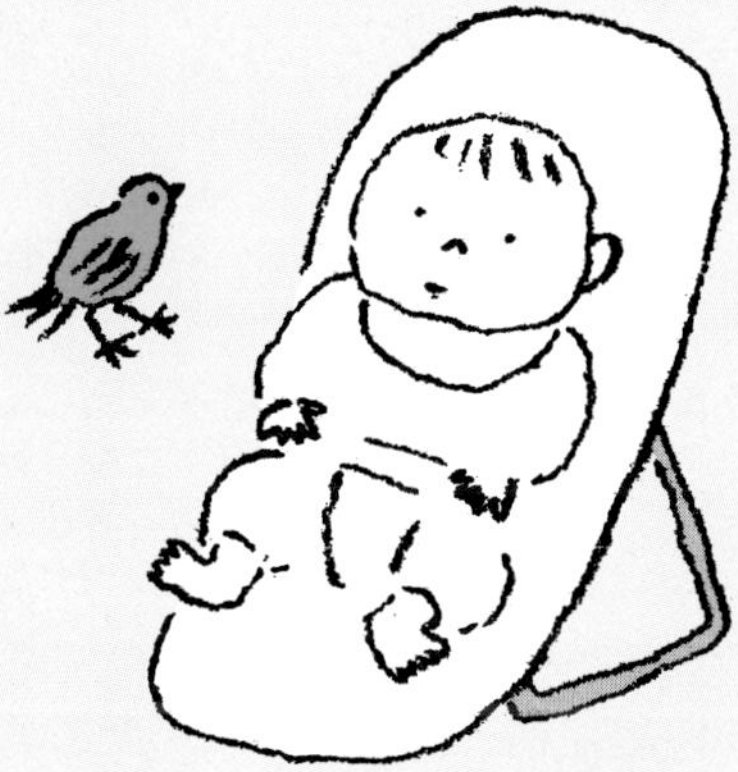

次男には原因不明の障がいがあり、生まれてまもなく空へかえってしまいました。その日から、私は「どうしてうちの子が……」「何がいけなかったのだろう？」「どうしていっちゃったの？」と、毎日涙にくれていました。

すると、3歳の長男が、ふいに

「ママのおなかの中で、ぼくとけんちゃん（次男）と、もうひとり赤ちゃんがいて、3人であそんだんだよ。女の子だった」

と言いだしたのです。びっくりしました。悲しんでいる私を見て、幼い長男が気をつかってくれたのかなとも思いました。期待したわけではありませんが、とても勇気づけられました。

そして翌年すぐ、妊娠がわかったのです。生まれてくる赤ちゃんが女の子でなくても、私たちは長男の言葉を信じています。

また、不思議なことですが、おなかにいる赤ちゃんの出産予定日は、亡くなった次男の誕生日と1日違いです。次男が体調を万全にして、私たちのもとへかえってきてくれたのかもしれません。

私たち夫婦は、やさしい長男とかえってきてくれた赤ちゃんに親孝行をしてもらって、とても幸せだと思います。

次元を超えるきょうだいの絆とおかあさんへの愛、そしておかあさんがその思いをきちんと受けとめられているのが、すばらしいですね。生まれる前の記憶には、「疲れちゃったからかえるけど、あとでまた同じおかあさんのところに行く」というものもあります。ただ、たとえ同じたましいでも、人生は1回ずつ完結していますので、次の赤ちゃんもまっさらな気持ちで迎えてあげてほしいと思います。（池川）

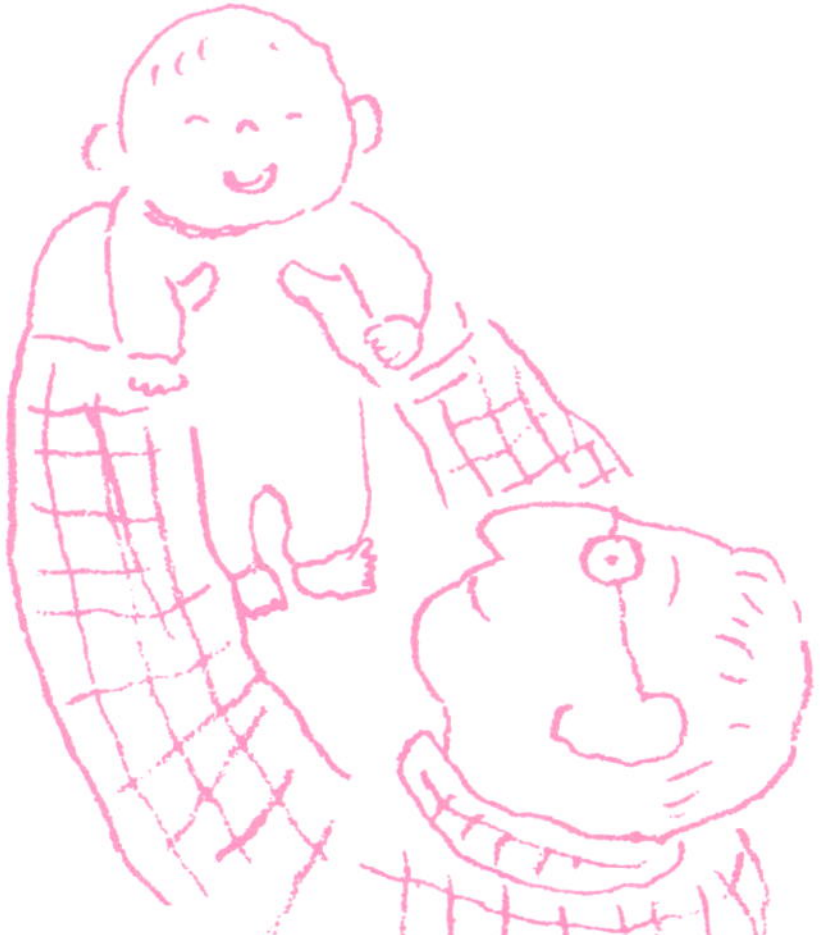

息子の誠一郎が空に旅立ったのは、生後5カ月のときでした。元気で健康そのものの赤ちゃんでした。

そろそろ絵本を読んであげたいなと思っていた矢先に、SIRS（全身性炎症反応症候群）という、ウイルスによって血液が壊れてしまう病気にかかり、小さな体でせいいっぱい頑張りぬいて、空へ旅立ちました。

泣いてばかりの日々が2カ月ほど過ぎたある日、偶然ネット上で、私と同じように生後2カ月で賢人くんという男の子を亡くした女性を見つけ、思いきってメールを出してみました。

息子を亡くしたということ以外、住んでいるところや年齢などお互いのことは何もわからずにやり取りが始まりました。やり取りを重ねていくうちに、息子たちの顔が似ていること、ほかにも共通点がいくつもあること、私たち自身の行動までもが似ていることなどがわかってきて、私は不思議な縁を感じるようになりました。さらに話をしていくと、17年前の中学生の頃、彼女と私の夫の弟が同じ中学に通っていた同級生であることもわかりました。

この広い世界で、こんな偶然があるでしょうか？

「息子たちは、17年も前から私たちをママとして選び、引き合わせてくれたのだ」と確信しました。

彼女はとても元気でパワーあふれる人です。そのパワーにふれることで、泣いてばかりの私に「元気になって、前を向いて歩きだして」と、息子が一生懸命エールを送ってくれていたのでしょう。

この先もずっと息子を変わらずに愛していきたいと思う気持ちから、毎晩寝る前に絵本を読んであげ、空に向かって声をかける日々が続いた頃、さらに不思議なことが起こりました。私たちは、同じタイミングで新しい命を授かったのです。今、妊娠8カ月。予定日はたった1日しか違いません。

今では、夫はもちろん、父や母も交えた家族ぐるみの付き合いとなり、みんなで「ふたりとも元気いっぱい生まれてきてほしいね」と話しているところです。

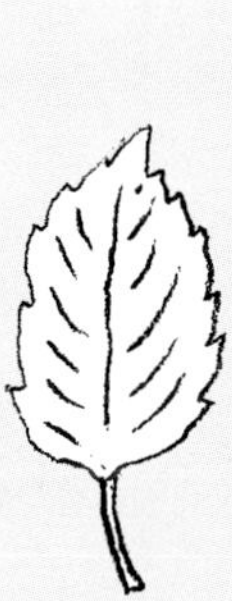

お産や子育てをとおして、子どもは多くの人との出会いをもたらし、縁の深さに気づかせてくれますが、雲の上にかえっていく赤ちゃんもそれは同じなのです。（池川）

赤ちゃんからのメッセージ、愛のプレゼントを感じてください

おなかの中の赤ちゃんが雲の上にかえってしまうと、おかあさんは自分を責めますが、子どもたちが語る「生まれる前の記憶」によると、中には自らの意思でかえることを決めている赤ちゃんもいるようです。

赤ちゃんはおかあさんが大好きで、おかあさんを助けようとしています。元気に生まれる赤ちゃんは、長い子育ての間に親を心配させたりいらだたせたりする中で、親に気づきをプレゼントしてくれます。

いっぽう、赤ちゃんが死を選んだとしたら、それはおかあさんを苦しませるためではなく、命をかけてこそ贈ることのできる、大きなプレゼントがあるからではないでしょうか。おかあさんが悲しみと向きあって心の成長をとげることが、赤ちゃんの命をかけたプレゼントなのかもしれません。

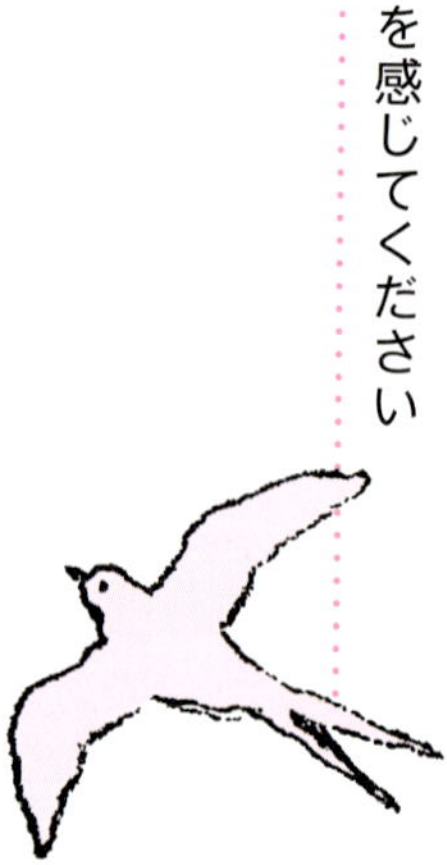

赤ちゃんを亡くしたおかあさんが、「私はこんなに悲しいのに、イメージに出てくるあの子は笑顔なのです」と戸惑われることがありますが、赤ちゃんはおかあさんに宿れたことそのものがうれしくてたまらないのでしょう。

そして、おかあさんが赤ちゃんのミッションに気づいて、プレゼントを受けとってくれたら、赤ちゃんは本当に満足し、安心して雲の上にかえれるのだと思います。

私のもとには、おかあさんが感じられた「赤ちゃんからのメッセージ」がたくさん寄せられています。ひとりひとり異なりますが、「お兄ちゃん（お姉ちゃん）をもっとかわいがって」「命は大切だよ」「ママ、自分を大事にして」「パパともっとお話しして」「おばあちゃんとの関係を見つめ直して」といった愛あるものばかりで、おかあさんを責める言葉はひとつもありません。

赤ちゃんの心臓が動いているか止まっているか、からだが大きいか小さいかという違いはありますが、流死産もかけがえのないお産です。期間は短くても、赤ちゃんが宿ったという、たましいの出会いは尊いものです。

命のメッセージを分かちあってくれた赤ちゃんとおかあさんに、心からの感謝を捧げます。

本文中に掲載させていただいた言葉の中で、一部、
情報をくださった方とご連絡のつかなかったものがあります。
お心あたりの方は、池川クリニックまでご連絡ください。

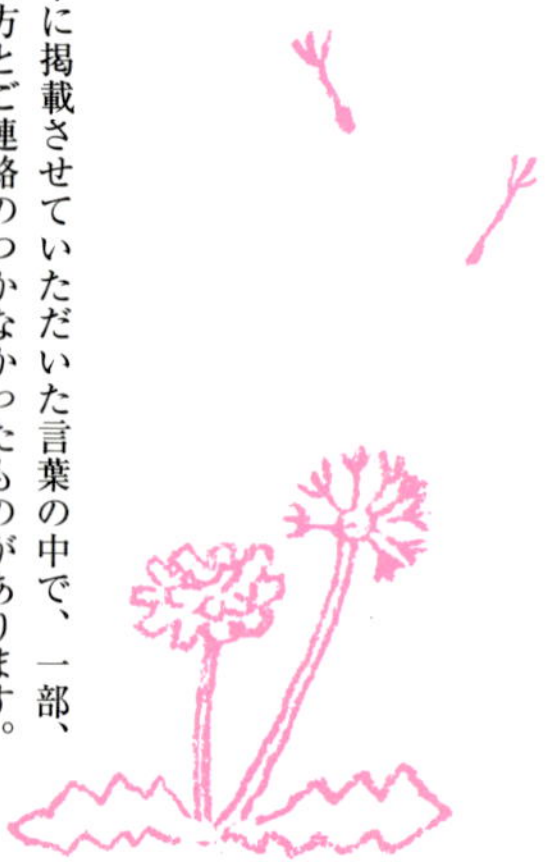

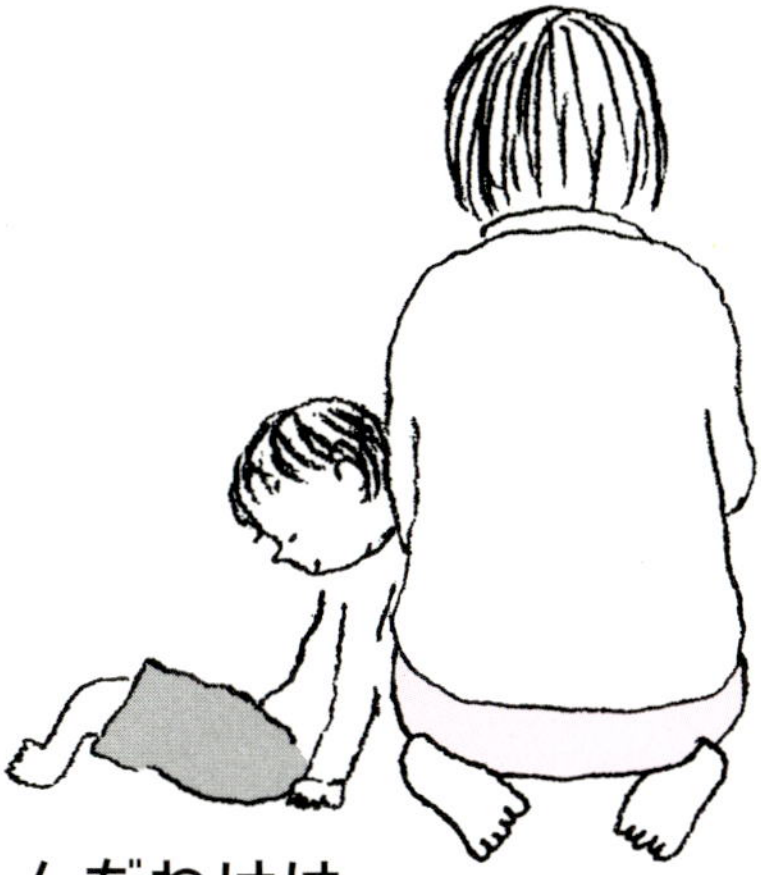

ママのおなかをえらんだわけは…。

Printed in Japan

著者　池川　明

発行　株式会社二見書房
東京都千代田区三崎町2-18-11
電話 03 (3515) 2311 [営業]
03 (3515) 2314 [編集]
振替 00170-4-2639

ブックデザイン　生沼伸子

印刷・製本　図書印刷株式会社

ISBN978-4-576-10109-5